简 易 疗 法 治 百 病 丛 书

U0741658

侯中伟
主编

极简足疗治百病

中国医药科技出版社

内 容 提 要

　　本书分为基础篇和临床篇，基础篇简单介绍了足疗的常识，包括足疗操作方法、足部常用反射区与穴位等；临床篇详细介绍了足疗在不同患病人群中的应用。全书图文并茂，简单易学，可操作性强，适合中医爱好者、临床大夫阅读参考。

图书在版编目（CIP）数据

　　极简足疗治百病 / 侯中伟主编 . — 北京：中国医药科技出版社，2018.6
　　（简易疗法治百病丛书）
　　ISBN 978–7–5214–0223–0

　　Ⅰ . ①极… Ⅱ . ①侯… Ⅲ . ①足 – 按摩疗法（中医）
Ⅳ . ① R244.1

　　中国版本图书馆 CIP 数据核字（2018）第 089561 号

美术编辑　陈君杞
版式设计　锋尚设计
出版　中国医药科技出版社
地址　北京市海淀区文慧园北路甲 22 号
邮编　100082
电话　发行：010–62227427　邮购：010–62236938
网址　www.cmstp.com
规格　710×1000mm　$^1/_{16}$
印张　15$^3/_4$
字数　244 千字
版次　2018 年 6 月第 1 版
印次　2018 年 6 月第 1 次印刷
印刷　北京顶佳世纪印刷有限公司
经销　全国各地新华书店
书号　ISBN 978–7–5214–0223–0
定价　45.00 元

编委会

古人云："千里之行，始于足下。"又云："真人之息在踵，精从足底生。"可见欲立身成就，离不开健康，而健康则离不开足部的保健。

本书即是以足疗理论为基础，围绕人体健康精心编撰而成的。为使读者更加清晰地明了原理、掌握理论、熟悉技能，更好更快地推广足疗知识。本书做了精心设计，将全书分为基础和临床篇两部分。第一部分是基础篇。包含足疗基本理论、操作方法、足疗反射区与穴位等内容；第二部分是临床篇，更加全面系统地围绕不同类别人群特点，针对临床常见病及多发病，生动详实地介绍了相关疾病的基本情况、诊疗特点、足疗、食疗等，力求让读者更加明了理论、易于操作、妥善运用。从结构模块上说，从"身边故事"讲起，然后展开"案情解析"，继而进行"健足指导"，为广大读者讲解足疗的手法以及足浴的具体方法，紧接着配合"生活调养"，讲讲生活中可以配合使用的其他方法窍门，最后是奉上"特别嘱托"，给读者叮咛需要注意的特别事项。全书图文并茂，语言生动活泼，通俗易懂，使读者读起来更加生动、可读、易于理解。

本书的成稿离不开出版社的大力支持，在此表示衷心感谢，本书的成稿也还难免存在不足之处，请广大读者谅解。

编者
2017年10月

上篇·基础篇

下篇·临床篇

第三章　暖足健足塑造魅力女性...28

第四章　健足养足激发阳刚之气... 56

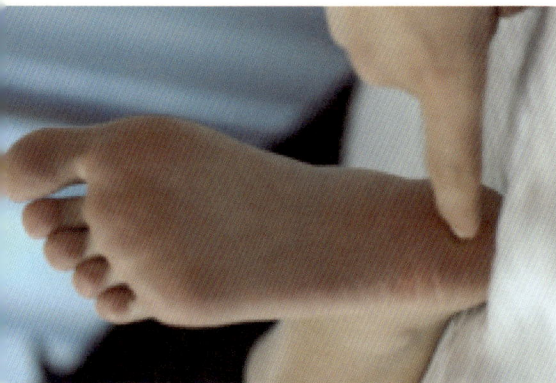

上篇
基础篇

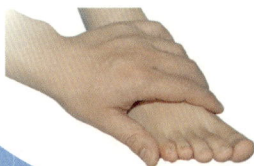

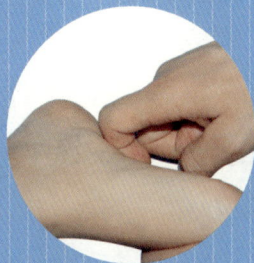

第一章 足疗的基本理论

足部按摩疗法，又称足部疗法、足道，简称"足疗"，是中医理论体系中独具特色的一部分。足疗以其简、便、验、廉广受青睐，不仅成为广大针灸推拿学人爱好热捧的焦点，更是百姓居家养生必学的适宜技能。足疗理论古已有之，随着时代发展日臻完善。下面就请随我们进入足疗的精彩世界。

第一节　足疗的基本原理

足疗是在中医理论的指导下，运用各种手法，对足部进行有效的物理刺激，来缓解人体紧张状态，促进足部经脉气血运行，进而调节全身各系统的阴阳平衡，来达到预防、治疗疾病等目的的保健方法。足疗在我国有着几千年的历史。中医学认为人体是一个统一的整体，人体的脏腑器官、四肢百骸相互依存、相互制约。双足是人体的重要组成部分，全身的疾病都可以影响到足部，而足部的病变也会影响全身，并引发相应的疾病。

足疗的原理主要来自传统中医学和现代生物全息理论。传统中医学通过阴阳五行、脏腑经脉、气血津液来完成机体对身体系统的调理作用，是从宏观来进行的。西医学则通过神经、内分泌、免疫三大系统网络中心来完成机体对于系统的调控作用，是从微观来进行的。中西医都是一个有机的整体，都存在各自的平衡系统，只是从不同的角度来进行论述。

一、经络学说

经络将人体上下、内外、表里联络沟通成一个整体的网络结构，可互相影响，互相联系，通过经络既可以反映疾病，又可以调整机体治疗疾病。《灵枢·经脉》："经脉者，所以能决死生，处百病，调虚实，不可不通也。"经脉具有"行气血而营阴阳，濡筋骨，利关节"的功能。双足通过经脉系统"内属于脏腑，外络于肢节"联系脏腑器官，构成足部与全身的整体性。

（一）足部足三阳经与全身的关系

1. 足阳明胃经　足阳明胃经将足通过经脉循行与人体前面的部分器官、脏器等联系了起来，从上到下主要经过鼻、口唇、喉咙、乳房、膈肌、胃、脾、腹部、下肢的前外侧等。通过刺激足部足阳明胃经的穴位可以调整因为足阳明胃经病变引起的疾病，如牙痛、胃痛、腹胀等。

2. 足太阳膀胱经　足太阳膀胱经将足通过经脉循行与人体背面的部分器官、脏器等联系了起来，从上到下主要经过眼睛、头、颈项、背部、腰臀部、下肢的后侧等。

通过刺激足部足太阳膀胱经的穴位可以调整因为足太阳膀胱经病变引起的疾病，如头痛、颈椎病、腰痛等。

3. 足少阳胆经　足少阳胆经将足通过经脉循行与人体侧面的部分器官、脏器等联系了起来，从上到下主要经过头侧部、耳朵、颈项、肩部、胸胁、下肢的外侧等。通过刺激足部足少阳胆经的穴位可以调整因为足少阳胆经病变引起的疾病，如偏头痛、耳鸣、腰痛、膝关节疼痛等。

（二）足部足三阴经与全身的关系

1. 足太阴脾经　足太阴脾经将足通过经脉循行与人体腹部及下肢的内侧的部分器官、脏器等联系了起来，从上到下主要有舌、胃、脾、下肢的内侧等。通过刺激足部足太阴脾经的穴位可以调整因为足太阴脾经病变引起的疾病，如腹胀、泄泻、纳呆、膝关节疼痛等。

2. 足厥阴肝经　足厥阴肝经将足通过经脉循行与人体头部腹部及下肢的内侧的部分器官、脏器等联系了起来，从上到下主要经过头、咽喉、舌、胸胁、肝、胆、生殖器官、下肢的内侧等。通过刺激足部足厥阴肝经的穴位可以调整因为足厥阴肝经病变引起的疾病，如头痛、眩晕、腹胀、少腹疼痛等。

3. **足少阴肾经**　足少阴肾经将足通过经脉循行与人体中轴线的部分器官、脏器等联系了起来，从上到下主要经过：舌、咽喉、胸部、肾、膀胱、下肢的内侧等。通过刺激足部足少阴肾经的穴位可以调整因为足少阴肾经病变引起的疾病，如心悸、喘咳、腰痛、足跟痛等。

（三）足部奇经八脉与全身的关系

1. **阴跷脉**　阴跷脉将眼、咽喉、胸肺、生殖器等脏器联系到了一起。通过刺激足部阴跷脉的穴位可以调整因为阴跷脉病变引起的疾病，如心悸、失眠、喘咳、咽喉痛、足跟痛等。

2. **阳跷脉**　阳跷脉将眼、颈项、肩胛、下肢外侧等联系到了一起。通过刺激足部阴跷脉的穴位可以调整因为阴跷脉病变引起的疾病，如颈项疼痛、失眠、足内翻、下肢运动障碍等。

二、生物全息理论

生物全息理论是1973年由张颖清教授提出来的，基于以小窥大的中医整体观，嫁接全息照相的全息概念，来说明生物体每一相对独立的部分，为整体比例缩小这一全息现象，是论述机体局部和整体关系的一门现代医学理论。

生物全息理论认为，生物体的每一个局部是一个缩小了的整体，在结构和功能上都有着相对完整性，具有相对独立的功能，包含着机体全套的遗传信息，并通过不间断的信息交流。每个生物体的每一具有生命功能又相对独立的局部（又称全息元），包括了整体的全部信息。全息元在一定程度上可以说是整体的缩影。如人体上肢肱骨（上臂骨）、前臂骨、五块掌骨和下肢的股骨、小腿骨等都是全息元。除了四肢骨骼的全息，还有局部组织、器官的全息，如耳、舌、脉、手掌等。

人体的双足就是机体相对独立的部分，包含全身各个部位的生理病理信息。人体双足有64个反射区，不同反射区控制、反映着人体不同部位的健康状况。按摩双足对不同反射区实施不同手法和力度，可以激活相对应的组织器官或部位，改善其功能并达到预防和治疗疾病的目的。例如糖尿病的治疗，如果对胰反射区加强刺激，就能够启动机体的调节功能，激活 β 细胞分泌胰岛素；再加上其他相应的反射区和穴位，便可以激活脑干网状系统，全面调节血糖。这就是足疗能够发挥疗效的生物全息理论。

三、神经反射学说

根据现代神经学理论，脚掌上有无数的神经末梢细胞与大脑相连，反射弧由感受器——传入神经——中枢——传出神经——效应器组成。当某个器官发生病理变化时，会在中枢形成异常兴奋灶，发出冲动传送回病变器官，产生消极的效应活动，形成恶性循环，病情会进一步加重。此时如果能够在病变的局部或者特定部位施加适量的良性刺激，就可以及时阻断这种恶性循环，并且消除异常兴奋灶，从而扭转病势恢复健康。足疗不仅恰恰可以中断恶性循环，还可以使得中枢神经系统产生良性调节效应，使得整个免疫系统得到加强。例如足部反射疗法是多元整合系统疗法，具体表现在可以通过神经通路传递信息物质，直接调节人体各个系统。足疗通过物理刺激，还可以直接使大脑皮层得到修正调节，进而发挥神经系统、内分泌系统、免疫系统等综合修复作用。

四、血液循环原理

人体各个脏腑器官在双足都有其对应的反射区，双足的位置离心脏最远，加上地球引力的影响，血管如果不能正常舒张收缩，一些人体代谢废物就会沉积于血管壁，影响血液循环甚至组织器官的正常功能。而双足在人体的最底部，血液中的尿酸晶等有害物质沉积在足底，不利健康。通过足疗中的足部按摩一方面可以加强足部气血运行，另一方面可以将机体及反射区内的沉积物分解清除，并通过肾脏等排出体外，维持循环管道通畅，促进组织器官功能正常化，协调各系统的平衡来达到预防和治疗的效果。

足部在血液循环中相当于"第二心脏"。足疗通过机械压力可使足部的血液循环顺畅，促进局部及整体血液循环，改善组织缺血缺氧的状态，营养神经，加强人体各个循环的功能。按摩双足可以激发或调节气血经络，加速局部气血运行，增强血液循环，活血祛瘀，改善局部营养，促进新陈代谢。足部神经末梢丰富，结构复杂，远离心脏，是循环最薄弱的部位，全面按摩足部会使足部温度升高，血液流速加快，同时足部的沉积物被按摩破碎，并通过排泄器官排出体外。足部按摩3~5天后，就会发现排出的尿液非常浑浊，而且伴有很浓的气味，同时人体会感觉到全身轻松，精力充沛。由此可见，足疗的按摩刺激确实可以改善血液循环，减轻心脏负担，促使新陈代谢，使人们从生理上和心理上都得到休息和调整，达到祛邪扶正的目的。

第二节 足疗的操作与禁忌

一、寒从足起，暖足即暖身

清朝外治法祖师吴师机在《理瀹骈文》中说道："临卧濯足，三阴皆起于足，指寒又从足心入，濯之所以温阳，而却寒也。"所谓三阴起于足，是指人体经脉的三条阴经都是起于我们的双足，先天阴盛，阴越盛，阳就越衰，寒邪也最容易从脚心侵袭人体。热水浴足不仅可以增加脚底的阳气，也进一步驱走了寒冷。"百病从寒起，寒从脚下生"，人体脚部距心脏最远，局部血流相对缓慢。冬春季节，下肢特别是脚总是容易冰凉。

足部是我们整个身体的缩影，因为足底几乎有全身各个器官的反射区。当某个器官生病了，相应的足底反射区就会有或轻或重的压痛现象，有的甚至出现色、质的异常。如果对相应反射区进行按摩，能够通过经络使该反射区相应器官的气血得到改善，从而治愈疾病。因此当人体阳气虚时，我们同样可以通过足底按摩祛除寒邪，增加阳气，强壮身体。

"热水足浴"也可以发挥很多的作用：比如促使足部血管扩张，加速血液微循环，舒筋通络，行气活血，祛寒保暖；调节和平衡人体分泌、舒展紧张神经、防治神经衰弱，改善失眠；还可以有效防止脑血栓和眩晕；又能提高人体的免疫力，促进新陈代谢；当然对足部本身来说能杀菌消炎、除臭止痒，防止脚裂和冻疮。如此看来，暖身确实要先暖足。

二、准备足浴三部曲

足浴虽说操作方便，但并非像我们平时洗脚那么随便，用水涮涮就用毛巾擦干就可以了。它要求我们认真对待，这样才能真正发挥足浴的作用。那么在足浴前，先了解一下需要做哪些准备吧。

足浴容器：根据足浴的方式分为低位足浴和高位足浴，因此在足浴前，先根据疾病情况判断自己使用哪种容器。高位足浴是将药液浸至膝关节以下，适用于下肢的疾病；低位足浴是将药液浸至踝关节附近，适用于足部及其他全身疾病，较常用。高位足浴最好选用木制浴桶，浴桶最好高至膝盖处；低位足浴最好用木制足浴盆，浴盆底部的直径以能纳入双脚为宜，高度约15厘米。

　　足浴材料：水、精油或中药药液。足浴不一定都使用中药煎水的药液，单纯的水也是足浴常用的材料，因为水温的改变就可以赋予水本身不同的作用。

　　足浴按摩：将双脚在盆中浸泡5～10分钟后，可以先擦干，反复地搓揉足背、足心、足趾。如果为了效果更好，还可以配合一些足部穴位或是专门按摩与疾病对应的主要反射区。这就需要在足浴前，对足部穴位的位置和主要的足底反射区有所了解。

三、足浴的水温和时间

　　冷水足浴的温度多在2℃～4℃，热水足浴的水温多在36℃～43℃，但一般不超过45℃，最低不低于36℃。水温主要由个体差异来决定，初次足浴者水温要偏低，以免烫伤皮肤。足浴时，应准备一只水温计随时测量水温，水温低时应随时添加热水。

　　足浴一般每日两次，首次足浴应于晚上进行，第二次于第二天早晨进行，每次足浴的时间一般为15～30分钟，如有需要可延长至40分钟左右。

四、不适合足浴的人群

　　热水足浴的确可以起到舒经活络、温暖全身的作用，但也并非人人适合。以下一些人不适合足浴：

　　（1）严重心脏病患者：由于病情很不稳定，对足部反射区的刺激可能会引起强烈反应，使病情复杂化。

　　（2）足部有炎症、皮肤病、外伤或皮肤烫伤者：这样的人浴足容易造成伤口感染，愈合速度减慢。

　　（3）脑溢血未治愈者或出血性疾病、败血病等患者：因为在进行足底按摩时，可能会导致局部组织内出血。

　　（4）对温度感应迟钝或失去知觉者，需要帮忙控制好温度，避免烫伤。

　　（5）严重血栓患者：在足浴过程中，由于按摩和温热刺激都可以使人体血管扩张，血液循环加快，这样容易导致血栓脱落，引起梗死，甚至死亡。

　　（6）孕妇：因为中药浴足可能会刺激到妇女的性腺反射区，从而影响妇女及胎儿的健康。

第二章　足部常用反射区与穴位

足疗能够起效，除上文所述相关原理外，更离不开与之密切相关的足底反射区以及足部相关穴位。下面就向大家介绍足部常用反射区以及相关穴位的具体内容。

第一节　常用足部反射区的定位及治疗

足部反射区一般可分为足底、足背、足内侧、足外侧四个反射区，共对应73个人体组织器官。

一、足底反射区（图2-1-1、图2-1-2）

（1）大脑：位于双足大拇趾腹的全部，左侧大脑的反射区在右脚上，右侧大脑的反射区在左脚上。

主治：头痛、头晕、失眠、高血压、低血压、脑血管病变、神经衰弱等。

（2）额窦：位于双足五趾趾腹尖端。

主治：头痛、头晕、眼、耳、鼻、口等疾病。

（3）小脑、脑干：位于双足拇趾根部外侧面。

主治：头痛、头晕、失眠、记忆力减退、共济失调、震颤麻痹等。

（4）脑垂体：位于双脚拇趾趾腹中央部位。

主治：内分泌失调、小儿发育不良、遗尿、更年期综合征等。

（5）三叉神经：位于双脚拇趾末节外侧，右侧三叉神经的反射区在左脚上，左侧三叉神经的反射区在右脚上。

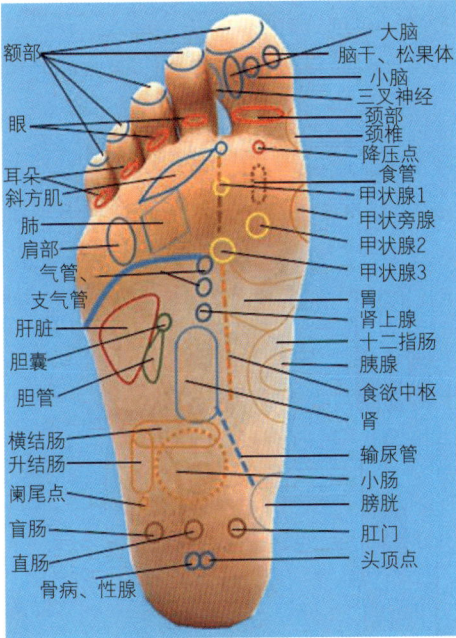

图 2-1-1　右足底反射区

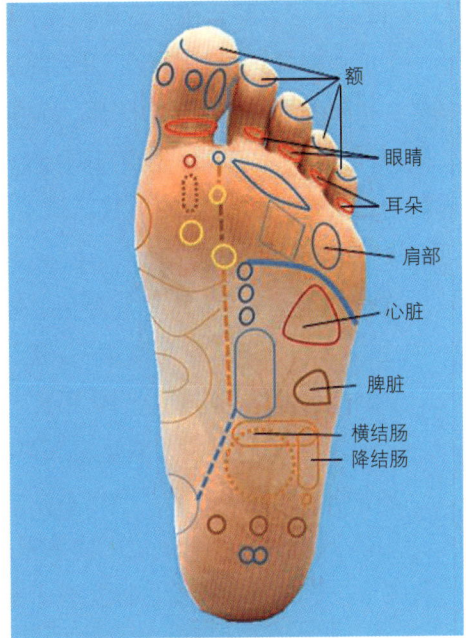

图 2-1-2　左足底反射区

主治：偏头痛、颜面神经麻痹及神经痛、耳鼻疾病。

（6）颈项：位于双脚拇趾根部横纹处，右侧颈项的反射区在左脚上，左侧颈项的反射区在右脚上。

主治：颈椎病、落枕、高血压等。

（7）眼：位于双脚第二趾与第三趾中部与根部（包括脚底和脚背），右眼反射区在左脚上，左眼反射区在右脚上。

主治：各种眼部疾病。

（9）耳：位于双脚第四趾与第五趾中部与根部处（包括脚底和脚背），右耳反射区在左脚上，左耳反射区在右脚上。

主治：各种耳疾、眩晕。

（10）斜方肌：位于双足足底，眼、耳反射区下方约一指宽的一条横带状区域。

主治：颈、肩、背疼痛，手臂无力、落枕等。

（11）甲状腺：位于双脚脚底第一跖骨与第二跖骨之间，呈带状。

主治：甲状腺疾病、肥胖症等。

（12）甲状旁腺：位于双脚脚掌内缘跖趾关节前方凹陷处。

主治：甲状旁腺功能低下引起的缺钙症状，如筋骨酸痛、抽筋、手足麻痹或痉挛、指甲脆弱、白内障、失眠、癫痫等。

（13）肺、支气管：位于双足斜方肌反射区后方。自甲状腺反射区向外至肩反射区处约一横指宽的带状区域。支气管敏感带：自肺反射区中部向第三趾延伸。

主治：肺及支气管疾病、鼻炎、哮喘、皮肤病、胸闷等。

（14）胃：位于双足足掌第一跖趾关节后方，约一横指宽的区域。

主治：各种胃部疾患、消化不良、胆汁反流性胃炎等。

（15）十二指肠：位于双足足底第一跖骨近端，胰反射区的下方。

主治：十二指肠疾病、消化不良、腹胀、食欲不振等。

（16）胰腺：位于双足足底内侧胃反射区与十二指肠反射区之间。

主治：消化系统及胰本身疾患、糖尿病等。

（17）肝脏：位于右脚脚掌第四跖骨与第五跖骨间，在肺反射区的后方。

主治：肝脏疾病，如肝炎、肝硬化、肝肿大、肝脏功能失调等。

（18）胆囊：位于右脚脚掌第三跖骨与第四跖骨间，在肺反射区区后方，肝脏反射区之内。

主治：胆囊疾患，如胆结石、胆囊炎等。

（19）腹腔神经丛：位于双足足底第二跖骨与第三跖骨之间，肾与胃反射区的周围。

主治：胃肠神经功能紊乱、生殖系统疾病等。

（20）肾上腺：位于双足底第一跖骨与跖趾关节所形成"人"字形交叉稍外侧。

主治：肾上腺功能亢进或低下、炎症、过敏、哮喘、风湿症、关节炎、各种感染等。

（21）肾脏：位于双足底的前凹陷处。

主治：各种肾脏疾病、风湿症、关节炎、泌尿系统感染、高血压等。

（22）输尿管：位于双足底由肾脏反射区至膀胱反射区之间，呈弧线状的一个区域。

主治：输尿管结石、排尿困难、泌尿系统感染等。

（23）膀胱：位于内踝前下方双足底内侧舟骨下方，拇展肌侧旁。

主治：肾、输尿管及膀胱结石、膀胱炎等。

（24）小肠：位于双足足底楔骨与跟骨之间的凹陷处。

主治：腹泻、小肠炎症、心律失常、失眠等。

（25）盲肠，阑尾：位于右足底跟骨前缘靠近外侧。

主治：阑尾炎、下腹腹胀等。

（26）回盲瓣：位于右脚脚掌跟骨前缘靠近外侧，在盲肠反射区的前方。

主治：回盲瓣功能失常、下腹腹胀等。

（27）升结肠：位于右足足底小肠反射区外侧与脚外侧平行的带状区域。从跟骨外前缘，骰骨外侧上行至第五跖骨底部。

主治：结肠炎、便秘、腹胀、腹痛、便血等。

（28）横结肠：位于双足足底中间，横越脚掌呈一横带状。

主治：便秘、腹泻、腹痛、结肠炎等。

（29）降结肠：位于左足底中部，沿骰骨外缘下行至跟骨外侧前缘，与脚外侧线平行成竖条状。

主治：便秘、腹胀、腹痛、结肠炎等。

（30）乙状结肠、直肠：位于左足底跟骨前缘的带状区域。

主治：直肠及乙状结肠炎症。

（31）肛门：位于左足足底跟骨内侧前缘乙状结肠与直肠反射区的末端。

主治：肛裂、痔疮、便血、肛周围炎等。

（32）心：位于左足足底第四跖骨头与第五跖骨头之间。

主治：心绞痛、心律不齐、高血压、口舌生疮等。

（33）脾：位于左足足底第四跖骨与第五跖骨之间，心脏反射区后。

主治：消化不良、贫血、过敏性皮炎等变态反应性疾病。

（34）生殖腺：位于双足足底跟骨的中央。

主治：性功能低下、不孕不育、月经不调、痛经、前列腺增生等，并具有延缓衰老的作用。

（35）臀部：位于双足底跟骨结节外缘部。

主治：坐骨神经痛、偏瘫及臀部疾病。

（36）股部：位于双足足底臀部反射区至骰骨与第五跖骨连接处的带状区域。

主治：风湿痛、坐骨神经痛、偏瘫等。

（37）上臂：位于双足足底外缘，第五跖骨外侧的带状区域。

主治：颈椎病、眉周炎、偏瘫等。

（38）血压点：位于双足底大蹬趾根部，颈反射区中央。

主治：高血压、低血压。

（39）食管：位于双足底第一跖趾关节的下方，上接胃反射区。

主治：食管疾病。

（40）腋窝：位于双足底、足背肩关节反射区的下方，呈香蕉状，从足外缘斜向上行至第四跖骨与第五跖骨间隙远端。

主治：颈椎病、肩周炎、上臂疼痛等。

（41）头、颈淋巴结：位于双足各足趾间的跖骨根部呈凹字形，足底、足背两面均有。

主治：眼、耳、鼻、舌、口腔、牙齿等部位的疾病，以及免疫力低下。

（42）口腔、舌：位于双足拇趾第一节底部内缘，靠近拇趾趾间关节的下方，邻近血压点的内侧。

主治：口腔溃疡。

（43）失眠点：位于双足足底跟骨中央，性腺反射区的前方。

主治：失眠、神经衰弱、更年期综合征。

二、足背反射区（图2-1-3）

（1）鼻：位于双足拇趾趾腹内侧至拇趾甲根部的1/2处。

主治：鼻炎、感冒鼻塞、流涕。

（2）胸部淋巴结：位于双足足背第一跖骨与第二跖骨之间。

主治：免疫力低下所致的各种炎症、乳房或胸部疾病、肿瘤。

（3）内耳迷路：位于足背第四跖骨5第五跖骨之间的近端。

主治：眩晕、高血压、梅尼埃综合征、耳鸣、耳聋等。

（4）下颌：位于双足足背拇趾趾间关节横纹近端的带状区域。

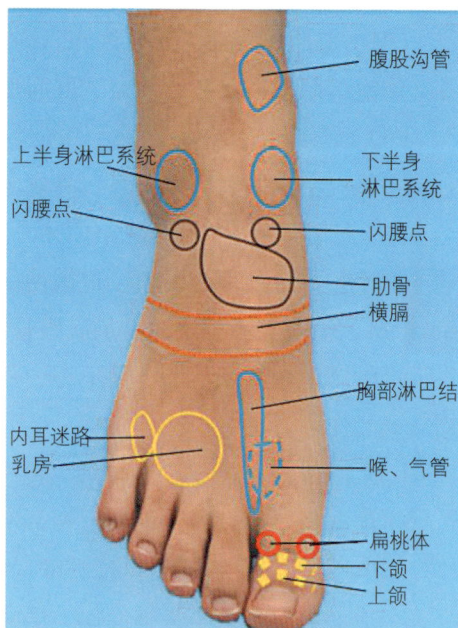

图2-1-3　足背反射区

主治：牙病、下颌关节炎。

（5）上颌：位于双足足背拇趾趾间关节横纹远端的带状区域。

主治：各种牙病引起的牙痛、上颌关节炎等。

（6）扁桃体：位于双足足背拇趾根部的内外两侧。

主治：扁桃体炎、咽喉炎、上呼吸道感染。

（7）喉、支气管：位于双足足背第一跖趾与第二跖趾关节结合部的后凹陷中。

主治：咽喉炎、上呼吸道感染。

（8）胸（乳房）：位于双足足背第二至第四趾，踝前部至趾根部的远端1/2处。

主治：胸部及乳腺疾病。

（9）肩胛部：位于双足足背第四跖骨与第五跖骨之间的近端1/2处。

主治：肩周炎；颈肩关节综合征。

（10）横隔膜（膈）：位于双足足背踝前部至趾根部中点的横向骨性突起。

主治：呃逆、呕吐、膈肌痉挛。

三、足内侧反射区（图2-1-4）

（1）颈椎：位于两拇趾内侧第二节趾骨处。

主治：颈椎病、落枕。

（2）胸椎：位于拇趾近端骨性突起至内缘中点远端的内下方。

主治：胸椎病、脊髓炎等。

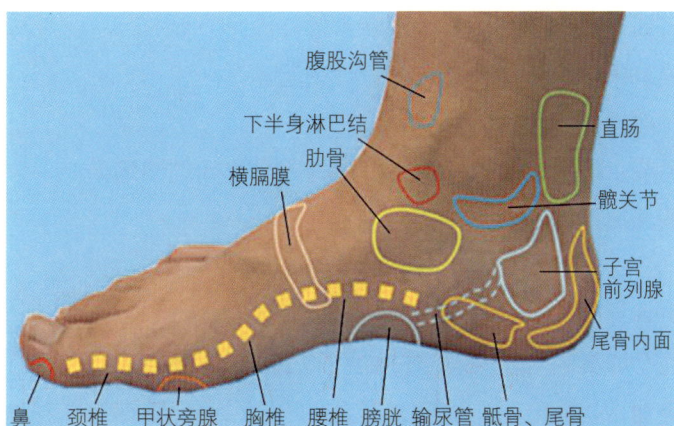

图2-1-4　足内侧反射区

（3）腰椎：位于足内缘中点至内踝前下方的骨性突起的下方。

主治：腰肌劳损、椎间盘突出、腰椎骨质增生、坐骨神经痛等。

（4）骶椎：位于内踝前下方的骨性突起下方至内踝下方与后下方。

主治：坐骨神经痛、便秘、骶骨损伤。

（5）内尾骨：位于双足内侧，足跟内侧的后缘和下缘。

主治：尾骨损伤、痔疮、疲劳。

（6）前列腺、子宫：位于双足内踝后下方的三角形区域。

主治：前列腺炎、前列腺肥大、尿路感染、子宫发育异常、痛经等。

（7）子宫颈：位于双足内踝的下后方，为尿道反射区的延伸部分。

主治：子宫颈炎、宫颈糜烂、白带过多。

（8）尿道、阴道：位于双足足跟内侧至内踝后下方。

主治：尿路感染、阴道炎。

（9）股关节：位于双足内踝下的弧形区域。

主治：髋关节疼痛、坐骨神经痛、下肢瘫痪。

（10）盆腔淋巴结：位于内踝前下方凹陷处。

主治：各种炎症、恶性肿瘤、变态反应性疾病。

（11）下身淋巴结：位于双足内侧足踝跟前，由距骨、内踝间构成的凹陷部位。
主治：各类炎症发热、水肿、囊肿、子宫肌瘤及免疫力低下等。

四、足外侧反射区（图2-1-5）

（1）肩：位于双足足底外侧第五趾根部的骨性突起。

主治：肩周炎、上肢瘫痪、手臂麻木等。

（2）肘关节：位于足外缘中点的骨性突起。

主治：肘部损伤、网球肘等。

（3）膝关节：位于双足外侧第五跖骨与跟骨之间的凹陷处。

主治：膝部损伤、各种膝关节病变。

（4）外尾骨：位于双足足跟外侧的后缘与下缘。

主治：坐骨神经痛、尾骨损伤、疲劳。

（5）睾丸（卵巢）：位于双足外踝后下方跟骨外侧面。

主治：男女性功能低下、痛经、不育、不孕、月经不调等。并具有延缓衰老的作用。

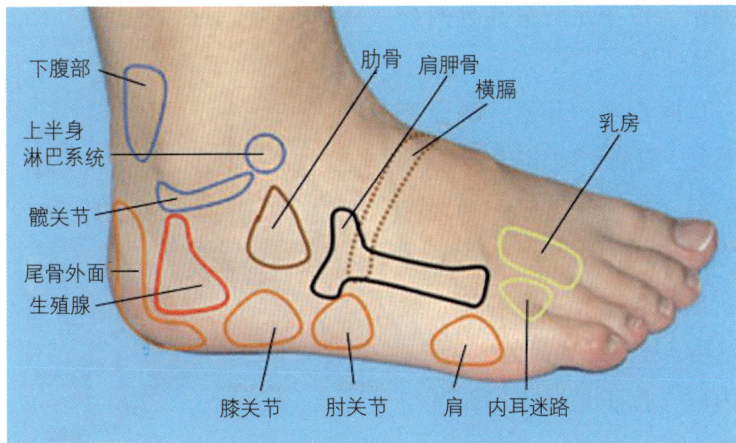

图 2-1-5　足外侧反射区

（6）髋关节：位于双足外踝下的弧形区域。

主治：髋关节疼痛、坐骨神经痛、下肢瘫痪等。

（7）下腹部：位于外踝最高处后方，沿踝后沟向上四指宽的带状区域。

主治：月经不调、痛经、下腹部疼痛、性冷淡等。

（8）腹部淋巴结：位于双足外踝前下方凹陷处。

主治：各种炎症、免疫力低下、肿瘤、发热等。

（9）上身淋巴结：位于双足外侧足踝跟前，由距骨、外踝构成的凹陷部位。

主治：各种炎症发热、囊肿、肌瘤、蜂窝组织炎及免疫力低下等。

第二节　足部重要穴位

一、足部经穴

（一）足阳明胃经（图2-2-1）

（1）解溪：位于足背踝关节横纹的中央、两筋之间。

主治：头痛、眩晕、腹胀、便秘、足踝关节肿痛、足跟痛、下肢痿痹等。

（2）冲阳：位于足背最高处两筋之间，动脉跳动处。

主治：口眼歪斜、牙痛、头面浮肿、足软无力、胃痛、癫痫等。

（3）陷谷：位于足背第二跖趾与第三跖趾关节后凹陷中。

主治：足背肿痛、目赤肿痛、腹胀肠鸣、发热、盗汗、痛风等。

（4）内庭：位于足背第二跖趾与第三趾间缝纹端。

主治：牙痛、咽喉肿痛、鼻出血、口眼歪斜、头痛、胃痛、腹胀、便秘、发热、口渴、足背疼痛等。

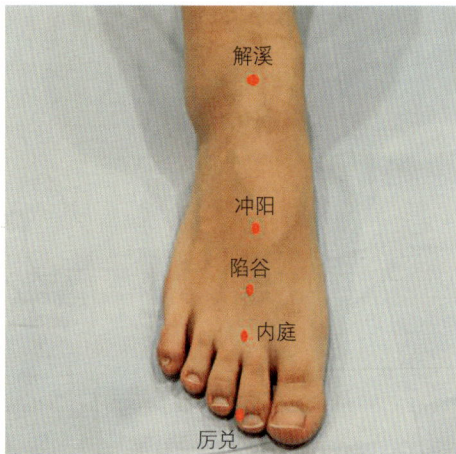

图 2-2-1　足部阳明经穴位

（5）厉兑：位于第二趾外侧趾甲旁0.1寸（3毫米）处。

主治：咽喉肿痛、牙痛、面肿、鼻出血、发热、口渴、腹胀、多梦、癫狂等。

（二）足太阴脾经（图2-2-2）

（1）隐白：位于拇趾内侧趾甲角旁开约0.1寸（3毫米）处。

主治：腹胀、食不下、呕吐、泻泄、便血、月经过多、癫狂、失眠多梦、眩晕等。

（2）大都：位于拇趾内侧跖趾关节前缘，赤白肉际凹陷中。

主治：腹胀、腹痛、呕吐、泄泻、便秘、热病汗不出、手足逆冷等。

（3）太白：位于足大趾本节后下方赤白肉际凹陷中。

主治：头重、头痛、恶寒、发热、胃痛、腹痛、肠鸣、泄泻、身体重痛等。

（4）公孙：位于足背最高点的前下方，赤白肉际处。

主治：胃痛、消化不良、腹痛、腹泻、便秘、水肿、黄疸、癫狂等。

（5）商丘：位于内踝前下方凹陷中。

主治：腹胀、肠鸣、腹泻、黄疸、

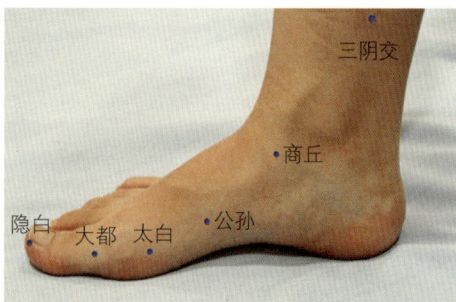

图 2-2-2　足部太阴经穴

便秘、足踝关节疼痛等。

（6）三阴交：位于内踝高点上3寸胫骨后陷中。

主治：脾胃虚弱、胃痛、腹胀、肠鸣、腹泻、月经不调、痛经、白带增多、子宫下垂、经闭、乳少、不孕、不育、阳痿、遗精、早泄、疝气、消渴、失眠、下肢痿痹、半身不遂等。

（三）足厥阴肝经（图2-2-3）

（1）大敦：位于拇趾外侧趾甲角旁开0.1寸（3毫米）处。

主治：崩漏、疝气、遗尿、经闭、子宫内膜增生、少腹痛、睾丸炎、癫痫等。

（2）行间：位于足背第一趾与第二趾缝间纹端。

主治：胸胁胀痛、头痛、眩晕、耳鸣、目赤肿痛、遗尿、疝气、崩漏、月经不调、小便不利、面神经麻痹、失眠、癫痫、下肢痿痹、高血压等。

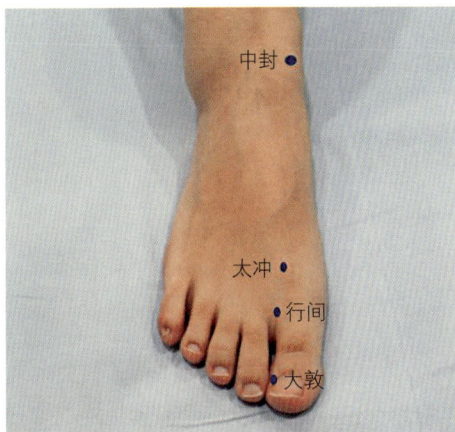

图 2-2-3　足部厥阴经穴

（3）太冲：位于足背第一趾与第二趾骨结合部之前凹陷中。

主治：头痛、眩晕、失眠、目赤肿痛、口眼歪斜、遗尿、癫痫、小便不适、大便秘结等。

（4）中封：位于内踝前0.5寸，胫骨前肌腱内侧凹陷中。

主治：遗精、阴茎痛、小便不利、小腹胀等。

（四）足少阳胆经（图2-2-4）

（1）足窍阴：位于第四趾外侧趾甲旁开约0.1寸（3毫米）处。

主治：热病、头痛、心烦、失眠、咽喉肿痛、耳鸣、耳聋、胁痛、月经

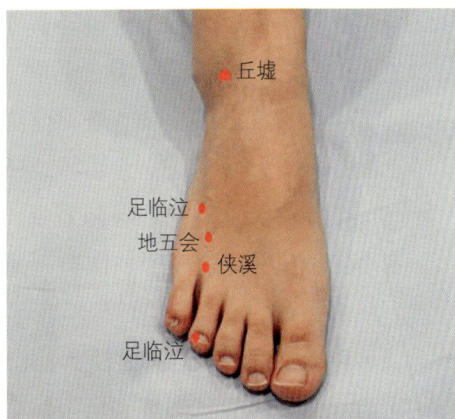

图 2-2-4　足部少阳经穴

不调等。

（2）地五会：位于足背第四趾与第五跖骨之间，小趾伸肌腱内侧缘处。

主治：足背肿痛、目赤肿痛、胁痛、乳痈、内伤吐血等。

（3）足临泣：位于足背第四趾与第五跖骨结合部的前方凹陷中。

主治：头痛、眩晕、目内眦痛、足背疼痛、胁肋胀痛等。

（4）丘墟：位于外踝前下方，趾长伸肌腱外侧凹陷中。

主治：颈项痛、胸胁胀痛、下肢痿痹、外踝肿痛等。

（五）足太阳膀胱经（图2-2-5）

（1）至阴：位于足小趾外侧趾甲旁开0.5寸（3mm）处。

主治：头顶痛、鼻塞、鼻出血、目翳、胎位不正、难产、小便不利等。

（2）足通谷：位于足外侧第五跖趾关节前缘赤白肉际处。

主治：头痛、头晕、目赤、癫狂、鼻出血等。

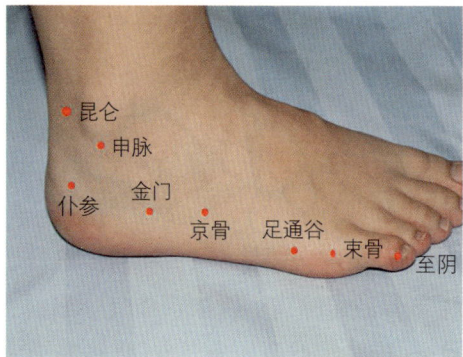

图2-2-5　足部太阳经穴

（3）束骨：位于第五跖骨小头后缘赤白肉际处。

主治：头痛、项背不舒、耳鸣、耳聋、目赤肿痛、腰背痛、癫狂、坐骨神经痛等。

（4）京骨：位于第五跖骨粗隆下赤白肉际处。

主治：头痛、头重、鼻出血、目翳、项背不舒、腰骶痛、心悸、胸闷、胸痛等。

（5）金门：位于足外侧．外踝前缘直下，骰骨外侧凹陷中。

主治：头痛、癫痫、小儿惊风、腰痛、下肢痿痹、外踝痛等。

（6）申脉：位于外踝下缘凹陷中。

主治：偏正头痛、眩晕、眼睑下垂、癫狂、失眠、耳鸣、心悸、腰痛、腰酸无力、足内翻等。

（7）仆参：位于昆仑穴之下2寸（约3～4厘米），赤白肉际处。

主治：腰痛、下肢痿痹、足跟痛、癫痫等。

（8）昆仑：位于外踝高点与跟腱之间凹陷中。

主治：头痛、项背不舒、腰痛、坐骨神经痛、踝关节肿痛、足跟痛、目眩、鼻出血、难产、癫痫等。

（六）足少阴肾经（图2-2-6）

（1）涌泉：位于足底前1/3处，屈趾，足掌心正中凹陷处。

主治：中风昏迷、休克、中暑、头痛、眩晕、咽喉肿痛、失眠、小便不利、便秘、心烦、癫痫、足掌痛等。

（2）然谷：位于内踝前大骨（舟状骨）下陷中。

主治：咽喉肿痛、咯血、黄疸、腹泻、月经不调、自汗、盗汗、消渴、白带多、遗精、早泄、阳痿、足跗肿痛等。

（3）照海：位于内踝下缘凹陷中。

主治：咽喉肿痛、赤白带下、子宫脱垂、小便频数、癫痫、足跟痛等。

（4）太溪：位于内踝高点与跟腱之间凹陷中。

主治：咳嗽、痰多黏稠、咯血、肺气肿、耳鸣、耳聋、失眠、月经不调、遗精、早泄、阳痿、小便频数、咽喉肿痛、牙痛、腰背痛、足跟痛、腕关节疼痛等。

（5）大钟：位于太溪穴下0.5寸（约1厘米），跟腱内侧。

主治：咯血、气喘、癃闭、遗尿、腰脊强痛、足跟痛、膀胱炎、月经不调等。

（6）复溜：太溪穴下2寸（约4厘米）。

主治：水肿、腹胀、腹泻、盗汗、热病汗不出、下肢痿痹等。

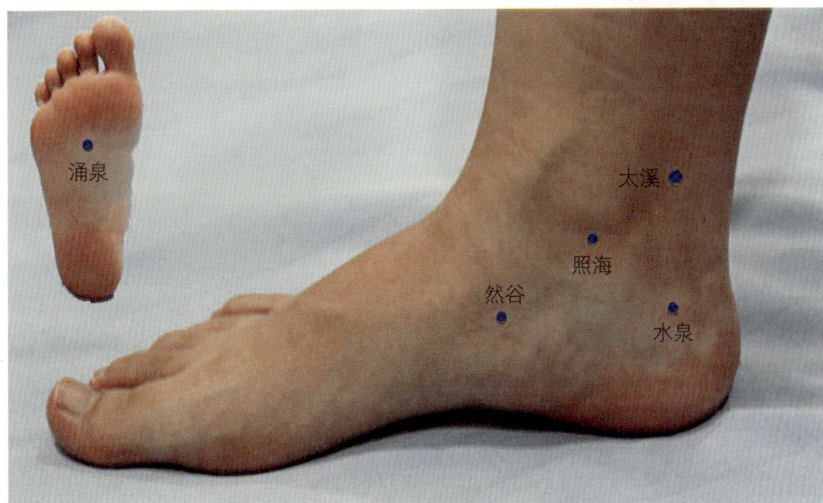

图 2-2-6　足部少阴经穴

二、足部经外奇穴（图2-2-7、图2-2-8）

（1）气端：位于足十趾尖端距趾甲缘0.1寸处。

主治：卒中、昏迷、足背红肿、脚气等。

（2）八风：位于足背各趾缝端凹陷中，左右共八穴。

主治：足背红肿、趾痛、足趾麻木、脚气等。

（3）独阴：位于足底第二趾远端之间关节横纹的中点。

主治：疝气、月经不调、呕吐、积聚等。

（4）里内庭：位于足底第二趾与第三趾，与内庭相对。

主治：足趾疼痛、抽搐、癫痫等。

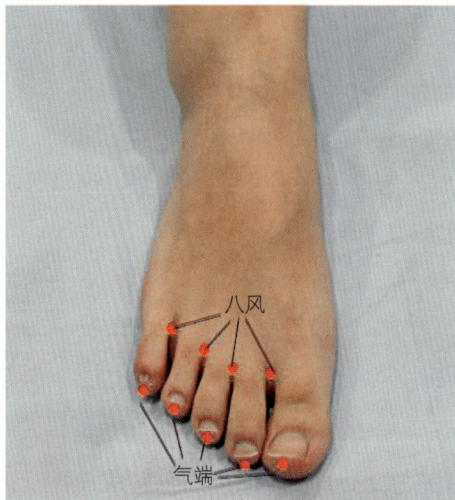

图 2-2-7　足部经外奇穴（1）

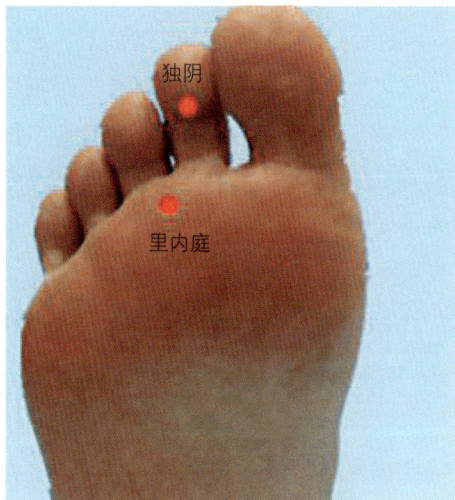

图 2-2-8　足部经外奇穴（2）

第三节　常用足底操作方法

足部按摩手法是用手指按各种特定技巧动作施力于足部皮肤，以达到健身或治病的目的。

一、足底按摩施力部位

施力部位可以选择拇指的指腹与指端、食指的指腹与指端、食指的侧缘、拇指的指间关节顶点，食指的第一指关节顶点及大、小拇指的肌肉丰厚处（大、小鱼际）。不严格地说，手能够用力的部位且觉得方便可行都可以选择。

二、足底按摩手法要求

在操作过程中，手法要求持续、有力、均匀、柔和，直至穴位和反射区深部。在适当的穴位和反射区上运用相适应的手法与力度，是提高足部按摩疗效的关键。同时，在实际操作方面，尤其是家庭保健按摩中一定要根据病情的寒热虚实、个体体质差异选择手法，否则，必然会影响到足部按摩的治疗效果。有时候治疗效果不显著，不是选择穴位或反射区不准确，就是手法选择与运用不当，应当仔细斟酌，不断加以改进，使手法、症情与之相一致。这样按摩，才能达到平衡阴阳、调整脏腑、补虚泻实、强身健体的目的。

三、常用足底按摩手法

（一）拇指尖施压法（图2-3-1）

拇指关节在患者足部皮肤上弯曲成直角，着力点在偏离指甲尖端中央2～3毫米处，垂直用力按压，接着手指放松，不加力按压，手指伸直与患者皮肤平行，这样一个动作就做完了。拇指按压足背时，其余四指支在足底；反之拇指按压足底时，其余四指支在足背上。

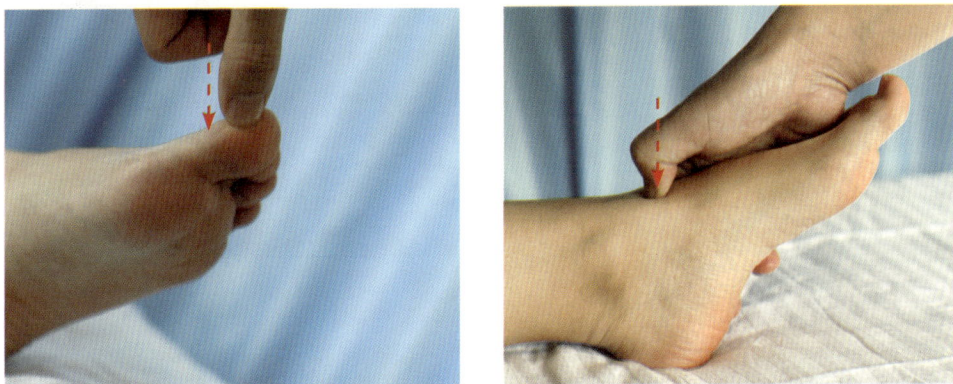

图 2-3-1　拇指尖施压法

（二）食指单勾法（图2-3-2）

将食指弯曲，拇指轻靠在食指末节，给食指以向上的力量，保持食指指骨同手掌、前臂、上臂成一条直线，以固定着力点，可以省力。食指关节按压时，压1次提起1次，放松压力。有些带状反射区，可先用力压下，待患者感到疼痛，然后慢慢移动。

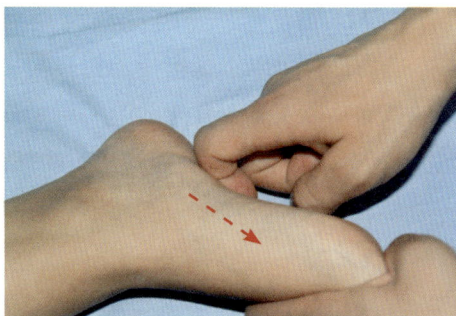

图 2-3-2　食指单勾法

（三）推法（图2-3-3）

用单指、多指及掌根、大小鱼际侧等，着力于足的一定部位行单线直线移动。一般多采用拇指推法。

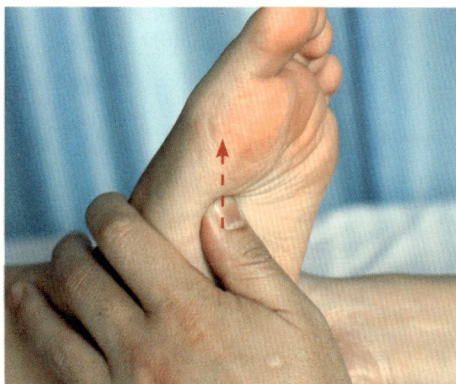

图 2-3-3　推法

（四）揉法（图2-3-4）

1. **指揉法**　以手指螺纹面吸定于穴位或反射区上，腕部放松，以肘部为支点，前臂做主动摆动，带动腕部和手指做轻柔和缓的摆动或旋转，将力通过手指而达到所揉部位。

2. **掌揉法**　以手掌大、小鱼际或掌根吸定于穴位或反射区上，操作方法同指揉法。

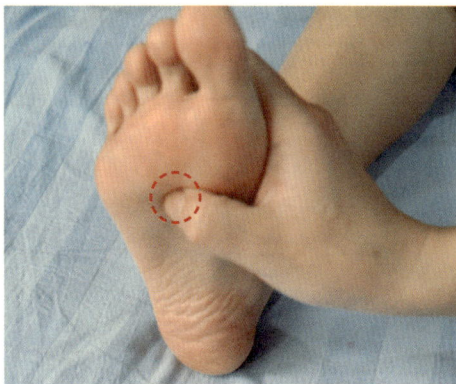

图 2-3-4　揉法

（五）掐法（图2-3-5）

用手指顶端甲缘重刺激穴位或反射区，一般多用拇指顶端及桡侧甲缘施力，也有以拇指与其余各指端甲缘相对夹持穴位或反射区的，有时变形为双手拇指顶端对应夹持穴位或反射区施力。

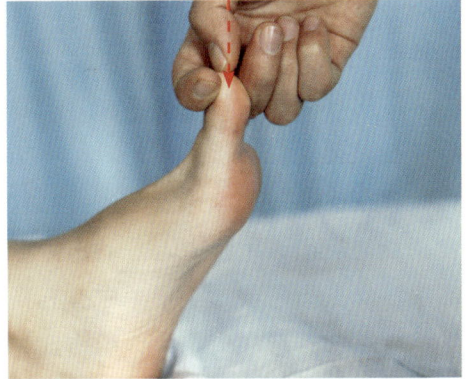

图 2-3-5 掐法

（六）捏法（图2-3-6）

拇、食二指分别捏压在两个对应的穴位或反射区上压揉，或者拇指在一个反射区和穴位点上点压，而食指在另一面起固定作用。

（七）擦法（图2-3-7）

用单指或手掌大、小鱼际及掌根部附着于足部，紧贴皮肤进行往复、快速直线运动。

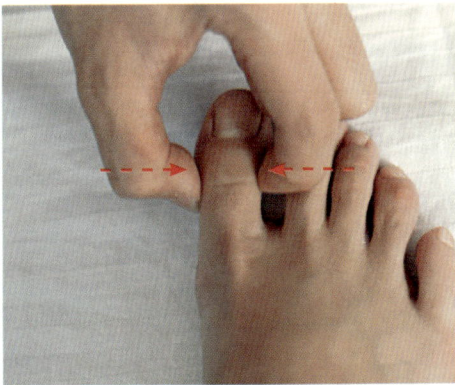

图 2-3-6 捏法

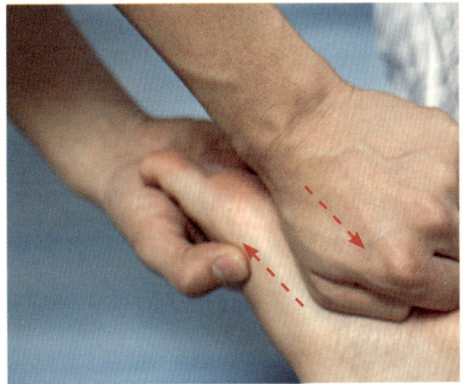

图 2-3-7 擦法

（八）叩法（图2-3-8）

常用食指叩法和撮指叩法。①食指叩法是拇、食两指指腹相对，中指指腹放在食指指甲上，三指合并捏紧，食指端略突出，用腕力上下动作行点叩法。②撮指叩法是手指微屈，五指端捏在一起，形如梅花状，用腕部弹力上下动作行点叩法。应以腕部为支点，用力要均匀。食指叩法适用于足部各个穴位和反射区。

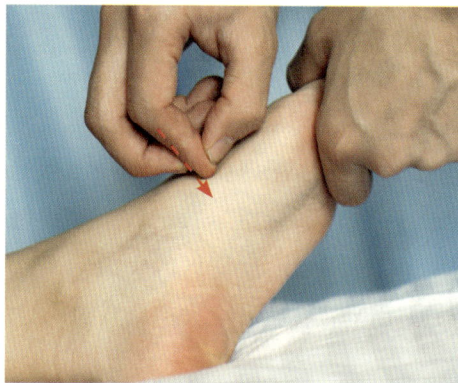

图 2-3-8　叩法

（九）刮法（图2-3-9）

以食指的指侧缘紧贴在反射区域（或穴位）的皮肤，做单向直线，由远端向近端推刮，反复多次，直至有温热感觉。这种手法治疗时间不宜过长，以3～5分钟即可，用力不可过重，切忌刮破皮肤。

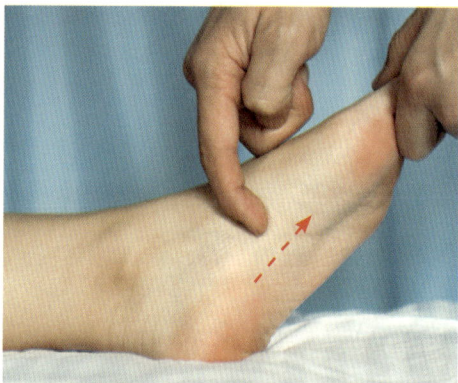

图 2-3-9　刮法

（十）搓法（图2-3-10）

用两手手掌夹住患者足部，在坐骨神经反射区或足掌部，用两手掌相对用力，用力做方向相反的自下而上，单向直线快速搓揉。

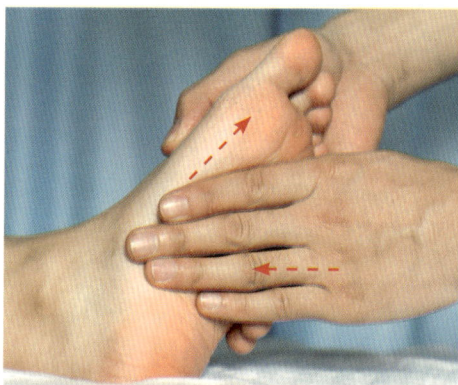

图 2-3-10　搓法

（十一）摇法（图2-3-11）

使足趾及踝关节做被动均匀的环转运动。

四、注意事项

在足部按摩施展手法的时候，一定要特别注意以下几点：

（1）足部按摩的力度大小要依患者的年龄、性别、体质以及不同病情而定。

（2）不同反射区的按摩时间

①肾、输尿管、膀胱反射区各按摩3～5分钟、头颈部反射区大约3分钟，每一个淋巴腺反射区大约2分钟，其他反射区按摩大约3～5分钟。

图2-3-11　摇法

②每一个反射区按摩时间不宜超过5～10分钟，尤其是肝脏、肺脏反射区；但脊柱、关节反射区可长些。

③治疗时应以病变部位反射区为主，按摩时间可长些，以保证病变反射区所需的刺激量和治疗量。

（3）足疗每次按摩治疗时间为30～45分钟左右。科学的疗程安排是：第1疗程，每天按摩2次，7天为一疗程，经过4～5天治疗后，即会有疗效出现；第2个疗程，每天按摩1次，14天为一疗程；第3个疗程，每2天按摩治疗一次，1个月为一个疗程；往下的治疗时间可以逐渐延长。这样可保证疾病疗效的长久性。

（4）节奏（频率）：慢性病按摩时节奏宜缓慢，急性病按摩时节奏宜快，并适当加重反射区的力度。

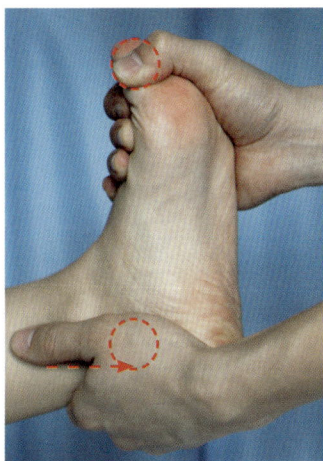

下篇
临床篇

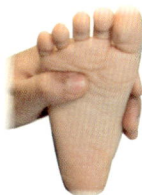

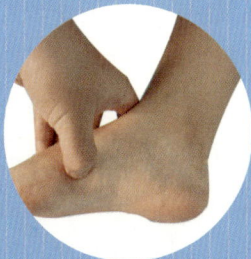

第三章

暖足健足塑造魅力女性

　　富有魅力的女性，一定是健康的。塑造健康的女性，足疗保健独具特色。那么到底足疗和女性健康有什么样的关系呢？我们如何打造健康的魅力女性呢？请随我来。

　　女子多虚、多寒、多郁，这是历代医家对女性体质的经典总结。足疗足浴可以很好地对应调节。

　　女性往往喜欢美丽"冻"人，一年四季都可能忽略身体的保暖；又为了苗条坚持不懈地减肥，使体内的脂肪含量降低；同时缺乏足够的运动，不能形成产生大量热量的肌肉，这样都导致女性对寒冷的抵御能力大大降低。事实上，很多女性已经属于阳气不足的寒性体质，却偏偏喜欢喝冷饮，吃冰激凌，这样无疑是加重了体内的寒气。在寒冷的季节容易引起感冒、咳嗽等外感病证，夏秋季节，又容易引起腹泻等胃肠道症状。形寒饮冷最大的危害是影响女性的月经，易导致痛经，月经过少，甚至是闭经，将影响女性一生的健康，不可不防！

　　做过足疗的朋友有没有这样的感受，把脚暴露在足疗师面前，往往他只是一看一摸就大概能判断您的主要不适，这个时候会不会觉得足疗很神秘？

　　有专家指出，当疾病程度达到10%，用按摩脚的方法就可以发现征兆，当人们有自觉症状去医院用仪器检测出来时，病已达70%了。当人体各组织器官发生病理改变时，其相应的双足病理反射区就会有压痛反应或是组织变异现象。

　　健康足部：女性肌肤偏细腻，且女性属阴，因此足部皮肤看起来滋润，色泽均匀，指甲红润饱满，五趾形态正常，没有损伤及扭曲，角质薄厚适中，足面温润柔软，足底虽较足面皮肤略厚，但光滑、平坦。

　　异常足部：干燥、起皮，有裂纹，说明皮肤干燥缺水或是营养不良；有冻疮或是皲裂，说明体内阳气不足，易手脚冰凉；指甲凹凸不平，色泽灰暗，可能是脚癣或灰指甲，也可能营养不良导致；小趾及脚跟角质过厚，可能是长期穿鞋摩擦所致。

　　因女子多虚、多寒、多郁的体质，极易发生手脚冰凉、月经不调、痛经，甚至导致带下病、闭经、更年期综合征等多种病证。部分女性表现为肥胖症、粉刺、酒渣鼻等病证。此类病证均可通过足疗来调理。

第一节　手脚冰凉

手脚冰凉，从中医学角度分析，是一种"闭证"，所谓"闭"即是不通，与人体内阳气不足、血虚、感受寒邪有关，致使血液运行不畅，出现手脚冰凉的现象。从西医学角度分析，手脚冰冷和心脏血管有很大的关系，因为血液是由心脏发出，携带氧气到全身各部位，氧经过燃烧后，才能产生热能，手脚才会温暖。一旦心血管系统的功能出现障碍，就会影响血液运行输送，造成手脚冰冷的情形。

身边故事

公务员李女士不管气候怎样总是手脚冰凉，是名副其实的"冰美人"。夏天手脚冰凉不在意，可天气一转凉，手脚冰凉得简直受不了。体型偏瘦的李女士手脚冰凉时就算不停地喝着热水、抱着暖手宝、穿着厚衣服，手脚的凉也让全身都跟着发冷，每个月的特殊时期手脚冰凉得更严重。这是为什么呢？

案情解析

李女士平素手脚冰凉，天气一变化就凉的受不了。可见李女士体内阳气不足，气血虚弱。受到天气转凉或身体受凉等因素的影响，致使体内肝脉受寒，肝脏的造血功能受到影响，导致肾脏阳气不足，肢体冷凉；加上李女士体型偏瘦，女性经期气血虚弱，运行不畅，不能将血液有效地带到四肢末梢。法当补益气血，温中散寒。西医学通过药物或先进的仪器设备未必能有效改善手脚冰凉。足疗当刺激足部的涌泉穴、肾等反射区以温中散寒，并且还要对症选穴治疗。再加上合理饮食，适度运动，倒是可以改善。

健足指导

按摩妙法

1 按揉肾、输尿管、膀胱反射区各3分钟（图3-1-1）。

2 用中度手法推揉足心涌泉穴，感觉微微发热为佳（图3-1-2）。

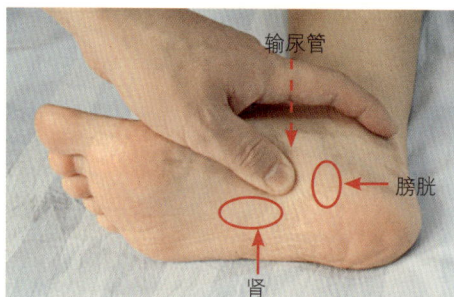

图3-1-1　按揉肾、输尿管、膀胱反射区

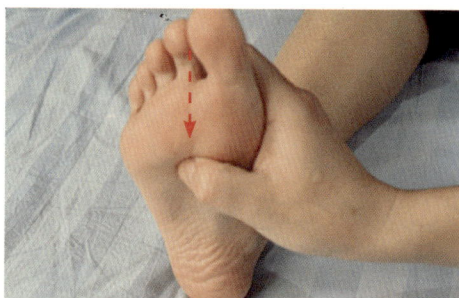

图3-1-2　推揉涌泉反射区

足浴暖身方

姜汤足浴

【用法】生姜1块。将生姜切成薄片，放入2000～3000毫升水中煮沸10分钟，凉至40℃左右待用，如果是第1次使用可以将温度降至适宜自己的温度，然后慢慢升至该温度。每次浸泡15分钟左右，每日1次，坚持6个月以上。

【功效】温中散寒。

生活调养

食疗

枸杞山药羊肉汤

【主料】枸杞子100克，山药500克，羊肉500克。

【功效】补益气血，温中散寒。

【适应证】此食疗方适用于因阳气不足，气血亏虚导致的手脚冰凉的保健治疗。本汤冬季食用最宜，春秋气温偏低时亦可，夏季不宜服。

日常按摩

按揉肾俞穴、阳池穴可激发身体阳气，缓解手脚冰凉的症状。

特别嘱托

（1）根据天气情况，注意手足的保暖。

（2）注意起居调养，根据秋冬季节的时间规律，尽量早睡晚起，保证充足的睡眠，以利于阳气潜藏。

第二节　月经不调

　　月经不调就是月经的周期、经量、经色、经质等发生异常的病理状态，主要表现为月经提前或推后，月经先后不定期，月经的量过多或过少等，是妇女的一种常见病。中医学认为月经与肝、脾、肾关系密切，肾气旺盛，肝脾调和，冲任脉盛，则月经按时而下。月经不调多为情志内伤，或嗜食辛辣，胃肠积热，营血损伤；多产、流产、经期不注意卫生，以及冲任脉损伤所致。

身边故事

　　身为公司白领的刘小姐一向很注意身体的保养，但为了近期一个大项目不得不熬夜、加班，身体的劳累再加上内心的焦虑、烦躁使一向月经正常的她出了问题，不仅月经没有按时来，而且经量较以前少，开始她并没有去看医生（也认为是劳累的原因），可接下来的两个月仍不好，最后去医院检查诊断为月经不调。

案情解析

　　白领刘小姐因熬夜损伤营血，又加焦虑情志内伤，表现出了月经不调的现象。刘小姐表现出的是月经不调中的月经推后。月经推后或外感寒邪，寒凝血脉或饮食劳倦伤脾，使气血化源不足。熬夜损伤气血尤为严重，情志内伤则会导致气郁血瘀。月经不调，重在调经，月经后期法当温经散寒，和血调经。还要改变一些不良的生活习惯，尤其是熬夜。按揉足部的然谷等穴位及肾反射区对调整月经也很有帮助。

健足指导

按摩
妙法

1 采用中、轻力度按揉肾反射区，按摩时以有酸胀感为度，按揉5~8分钟，每日1~2次，每次行经前1周开始按摩至经期结束（图3-2-1）。

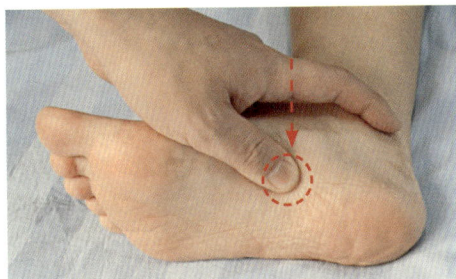

图3-2-1 按揉肾反射区

2 按揉足小趾5分钟，按揉涌泉、然谷穴各3~5分钟，每日2~3次（图3-2-2，图3-2-3，图3-2-4）。

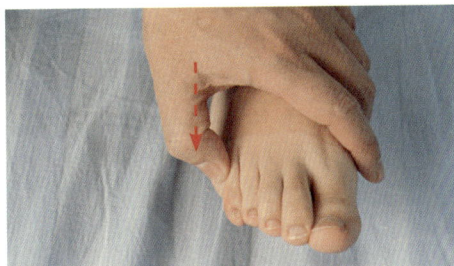

图3-2-2 按揉足小趾

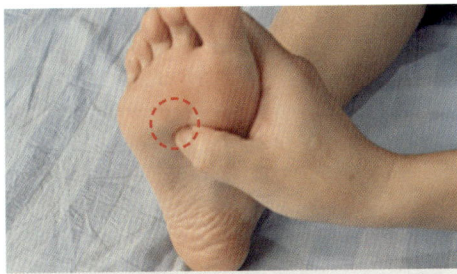

图3-2-3 按揉涌泉

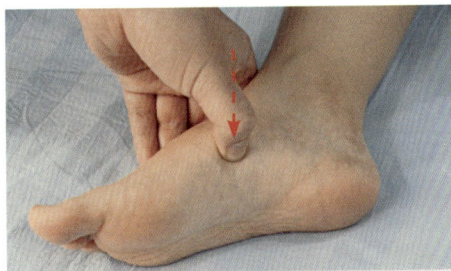

图3-2-4 按压然谷

3 以一手持足，另一只手半握拳，用食指单勾法，由足跟向足趾方向推按5~6次，每日2~3次（图3-2-5）。

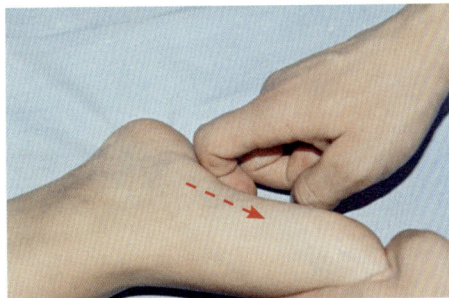

图3-2-5 食指单勾法

足浴暖身方

当归养血方

【用法】当归20克，煎取药液2000毫升，浴足，至涌泉穴发热为止。

【功效】养血活血调经。

生活调养

食疗

益母草鸡蛋汤

【主料】鸡蛋2个，益母草30克。

【功效】活血化瘀，养血通经。

【适应证】此食疗方适宜于瘀血阻滞所致的月经过少，月经后延症。

日常按摩

按揉关元穴和三阴交穴可通经活血，缓解月经不调的症状。

特别嘱托

（1）于经期前1周进行足部疗法调经，坚持几个月经周期可以见效。

（2）保持积极乐观的心态，注意经期卫生，少吃生冷刺激性食物。

第三节 痛经

痛经是女性在行经前后或行经期间出现的周期性小腹疼痛，分原发性和继发性两种。所谓原发性痛经就是女性在月经初潮后就开始腹痛；而继发性痛经则多是由于生殖器官炎症、肿瘤、子宫内膜异位症等器质性病变引起的。通常疼起来会感觉腰部酸痛、乳房胀痛、头痛、腹痛，并且伴有恶心、呕吐等症状。中医学根据女性痛经疼痛的特点分为实证和虚证。

身边故事

辣妈李女士爱穿漂亮的衣服，喜欢画着靓妆展现自己的美和风姿。冬天也要穿裙子。但是，做女人就要经历经带胎产的过程，李女士生了宝宝后，每个月她都会担心"好朋友"来临，没有按期来临会焦虑，爱生气，按期而至了又要承受不适的感觉。李女士在经期最不能忍受的则是随之而来的疼痛。到西医院就诊，医生开了许多西药，刚开始几个月感觉没那么疼了，后来每次月经还是疼痛难忍。

案情解析

李女士生了宝宝后，冲任受损，又为孩子的成长担忧、焦虑，长期处于紧张状态，加之对自己的身体照顾不周，穿衣不太注意保暖，引发继发性痛经。西医治疗痛经强调采用止痛、镇静及前列腺素抑制剂，取效虽快，但副作用大，疗效难以持久。李女士的痛经在中医看来属本虚标实，法当调补气血，温养冲任，散寒痛经止痛。临床实践证明足部按摩治疗痛经有很好的效果。尤其是虚寒证，采用中药足浴结合足部按摩涌泉、子宫等反射区的方法，效果显著。

健足指导

按摩妙法

1 中等力度按揉涌泉穴3~5分钟，然后再按然谷穴5~8分钟，效果更佳。每日1~2次，也可交替按摩（图3-3-1，图3-3-2）。

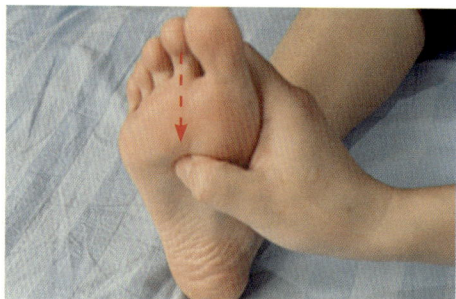

图3-3-1　按揉涌泉

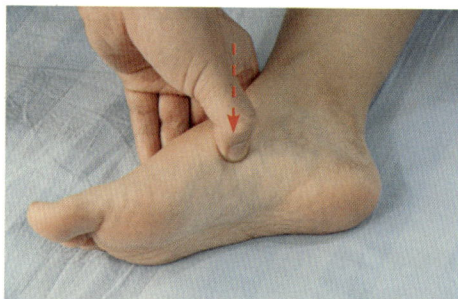

图3-3-2　按压然谷

2 中等力度按揉肾、膀胱，推揉输尿管反射区5分钟（图3-3-3）。

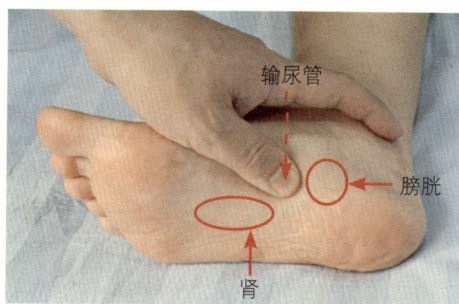

图3-3-3　按揉输尿管反射区

足浴暖身方

1　热水足浴

【用法】水加热，放入桶中，备用。将双足置于温水中足浴，每日1~2次。
【功效】通经活络。

2　小茴香水

【用法】小茴香100克，水煮后热浴足，每日1次。

【功效】活血通络。

生活调养

食疗

乌鸡汤

【主料】雄乌骨鸡500克，切块，与3克陈皮，3克高良姜，6克胡椒，2枚草果。

【功效】温通经络，调经理气。

【适应证】此食疗方适用于虚寒体质或感受寒邪导致的痛经的保健治疗。因热致瘀者不宜食用。

日常按摩

双手置于侧小腹，从后向前斜擦，方向朝外生殖器。不要往返擦动，要方向一致，以摩热为度。共操作5分钟。

特别嘱托

（1）一般在月经来潮前一周开始治疗至月经停止。

（2）加强锻炼，增强体质，注意劳逸结合。

（3）避免剧烈运动，忌食生冷酸涩的食物。

第四节　闭经

国际上认为：年满14岁尚无月经来潮而第二性征不发育者；或年满16岁尚无月经来潮，不论第二性征是否正常者，均为原发性闭经。月经周期建立后，又连续6个月以上无月经者，称为继发性闭经，多是由继发性疾病引起的。妊娠期、哺乳期或更年期的月经停闭是生理现象，不属于闭经，有的少女初潮2年内偶尔出现月经停闭现象，也可以不用治疗。中医学认为闭经的原因分为血虚和血滞两种。

身边故事

小窦是个崇尚自由生活的女性，婚后不想早早就要孩子，但是她的老公却想要个小宝宝，婆婆公公也希望尽快抱孙子。小窦为此事烦恼不已，偏偏公司那段时间事务多，又赶上裁员，她更是心烦，一段时间后，该来的"好朋友"没有按期而至，去医院验孕，又是阴性结果，怎么回事呢？也许是月经不调吧，小窦没在意。但是随后的半年多时间里，"好朋友"仍然没有来临，小窦和家人急坏了，去医院做了系统检查，医生诊断，小窦可能是由于婚后注射长效避孕针以及精神负担过重，出现了"闭经"。

案情解析

小窦的情况在西医看来属于继发性闭经，与她注射长效避孕针以及精神负担过重关系密切。小窦的情况在中医看来属情绪不畅，肝气郁结导致血滞，出现闭经的现象。中医学认为"女子以肝为先天"，经闭病位主要在肝，与脾、肾关系密切。治疗应采取疏肝解郁，活血调经的治法。还需患者自身注意情绪调节，保持乐观的心态，停用长效避孕针。足底按摩涌泉穴、脾反射区等和中药足浴对非器质性原因引起的闭经有较好的辅助治疗作用。

健足指导

按摩妙法

1 先用拇指、食指按揉涌泉穴5分钟，并捏住足后跟两侧，用重力按压10分钟（图3-4-1，图3-4-2）。

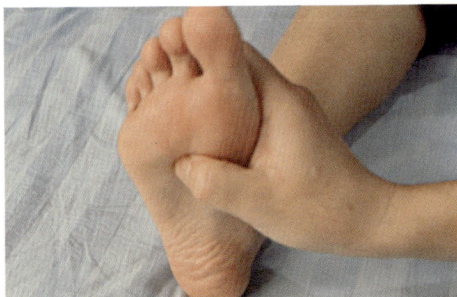

图3-4-1　按揉涌泉穴

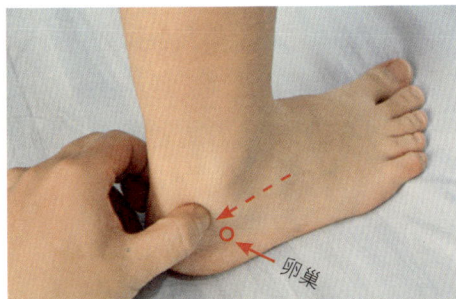

图3-4-2　捏足跟

2 刮压腹腔神经丛、按揉脾反射区4分钟，然后按揉肾、卵巢反射区3分钟（图3-4-3）。

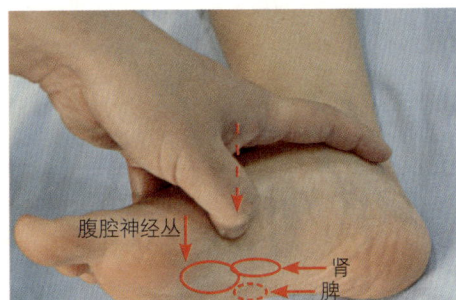

图3-4-3　脾反射区

足浴暖身方

益母草红花水

【用法】益母草30克，红花10克。加适量清水煎煮30分钟，去渣取汁。与2000毫升开水一起倒入盆中，待温度适宜后泡脚。每天1次，每次30分钟。

【功效】活血调经，祛瘀生新。

生活调养

食疗

红花当归糯米粥

【主料】红花、当归各10克，丹参15克，糯米50克，红糖适量。

【功效】养血活血，通经祛瘀。

【适应证】此食疗方适用于血虚血瘀型闭经。平素大便稀薄者不宜服用。

日常按摩

双手置于侧小腹，从后向前斜擦，方向朝外生殖器。不要往返擦动，要方向一致，以摩热为度。共操作5分钟。

特别嘱托

（1）对于各种疾病引起的闭经需治疗原发病。

（2）平时积极改善营养状态，消除精神因素。

（3）坚持足部治疗。

第五节 带下病

带下病是指带下的期、量、色、质、气味发生异常，并伴有局部或全身症状为特征的疾病。成年健康女性阴道流出少量、透明、黏滑、白色或黄白色黏液，为正常生理现象，俗称白带。但是如果女性患生殖系统疾病，如阴道炎、宫颈炎、盆腔炎、阴道内异物等，会出现白带增多而且色、质异常，称为带下病。同时还常常伴有外阴瘙痒、头痛口苦、精神疲惫、腰痛如折、腿软无力、小腹冷痛等其他症状。中医学认为带下病多由冲任不固，带脉失约，以致水湿浊液下注而成。

身边故事

小王是某外企白领，平时经常与客户打交道，对自己的形象很注意。夏天来临了，工作日益繁忙，为了使自己的身材看上去更好，她照例穿起了紧身裤，小腹看上去平平的，让小王更有自信了，但过不了多久，小王发现自己的白带变多了，还带着难闻的味道，腰也感觉又酸又痛，这些症状让小王很是苦恼。小王在客户面前，再也不似从前那样自信，反而有些羞怯。一向注重形象的她，真是悔不当初。听朋友介绍可以中医治疗，小王也想全面地调理一下身体。遂去医院就医，医生诊断她得了带下病。

案情解析

小王自述近期白带增多，并且有难闻的气味，伴有腰部的酸痛，这是肾虚，湿热下注导致"带下病"，与小王夏天穿紧身衣关系密切。夏天天气炎热，紧身衣致使汗液不能外达，滋生湿热。加之工作劳累等原因，难免损伤肾气。带下病多因肾虚冲任不固，带脉失约，湿热下注而成。临床上以脾虚、肾虚及湿热下注引起者多见。法当补益肾气，固摄带脉，利湿化浊。每日用中药煎剂清洗外阴，这些都对带下病有较好的效果，配合中药足浴更能使小王缓解疲劳，尽快恢复。

健足指导

按摩妙法

1 揉搓足小趾5分钟。每日1～2次（图3-5-1）。

2 以一手持足，另一手半握拳，食指弯曲，以食指第一指关节顶点施力，由第一足趾尖向足跟方向按摩4～6次，每日2～3次（图3-5-2）。

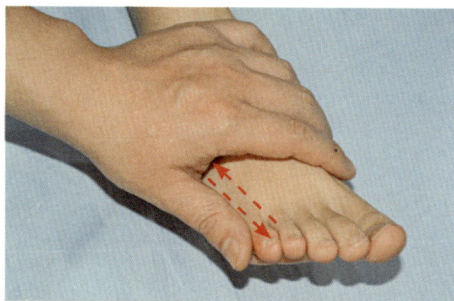

图3-5-1 揉搓足小趾

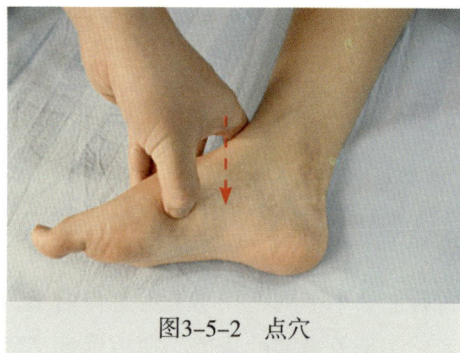

图3-5-2 点穴

足浴暖身方

1 苦参鸡冠花水

【用法】苦参、白鸡冠花各30克。加清水煎至水剩一半，去渣取汁。与热水共同倒入盆中，待水温适中进行足浴。每日1次，每次30分钟。

【功效】清热利湿，适用于带下病。

2 石榴花水

【用法】石榴花30克。水煮后热浴足，每日2～3次。

【功效】收涩止带。

生活调养

食疗

茯苓车前子粥

【主料】茯苓粉30克，车前子30克，粳米60克，白糖适量。

【功效】利水渗湿，清热健脾。

【适应证】此食疗方适用于脾虚、肾虚及湿热下注所导致的带下病。

日常按摩

摩擦足后跟5～10分钟，揉压跟腱下部5～10分钟，每日1～2次。

特别嘱托

（1）注意穿棉质的、较为宽松舒适的衣裤，注意休息。

（2）保持勤洗澡，勤换内衣的习惯，注意性生活卫生。

（3）年龄在40岁以上者，带下黄赤，应注意排除癌症。

第六节　更年期综合征

　　更年期，是女性从生殖功能旺盛的状态向老年衰退的一个过渡的时期。这时期可开始于40岁而历时10余年至20年。自然的更年期是一个包括绝经前期（4~6年）、绝经期（1年没有月经）和绝经后期的缓慢过程。女性朋友在这段时期可发生月经失调、月经减少，燥热，多汗，情绪不稳，心悸等一些症状。中医学认为本病肾虚是致病之本，临床常见肾阴虚、肾阳虚、肾阴阳两虚证候。

身边故事

　　说起更年期综合征，很多女性朋友肯定都会有所了解，甚至对于爱发脾气的女性，别人和她开玩笑时也会说："是不是更年期提前来临了？"人到中年的赵女士近半年以来感觉月经减少，燥热，多汗，爱发脾气，自己怀疑是不是到了更年期，得了更年期综合征。到医院就诊，果然医生的诊断是更年期综合征。女性朋友们都希望更年期能晚些到来，青春岁月能长一些。其实，情绪易激动、烦躁是更年期综合征的一个常见症状。

案情解析

　　赵女士人到中年，年龄上是到了更年期。但并不是所有人只要到了更年期，就有更年期综合征。当出现某些在更年期时特有的症状才能诊断为更年期综合征。赵女士自觉月经减少，燥热，多汗，爱发脾气，这些都是更年期综合征的典型症状。在中医看来，赵女士是肝肾阴虚。法当滋补肝肾，调理冲任。中药浴足对于减轻更年期情绪波动、失眠、疲劳等症状有较好的效果。足部保健可改善机体内分泌功能，使伴随症状如多汗、潮热、情绪波动等得到改善或消失。

健足指导

按摩
妙法

1 用中度力量对涌泉穴、心反射区按揉3~5分钟，每日1次（图3-6-1，图3-6-2）。

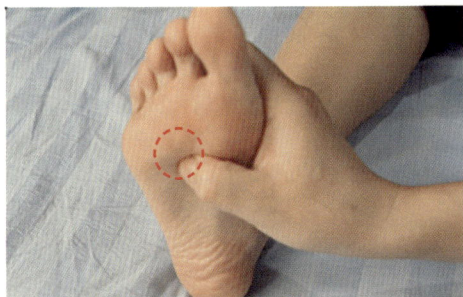

图3-6-1　按揉涌泉反射区

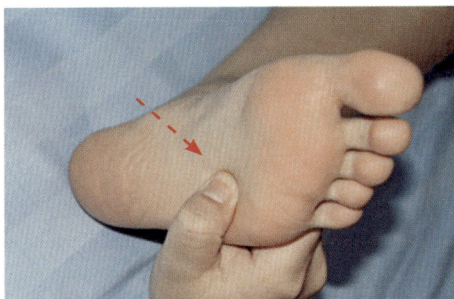

图3-6-2　按心反射区

2 患者用拇指与食指或中指以中度力量掐捏住足后跟上部两侧凹陷处，以酸痛为度，每日1~2次（图3-6-3）。

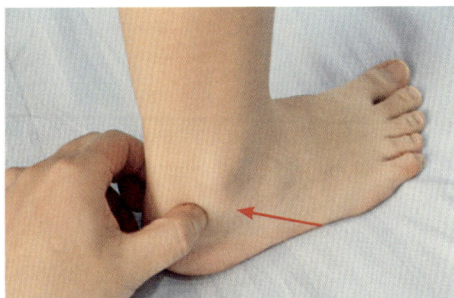

图3-6-3　捏足跟

足浴
暖身方

逍遥方

【用法】逍遥散颗粒煎水取汁浴足。每日1次。每次40分钟。

【功效】健脾养血疏肝。

生活调养

食疗

枣仁红枣粥

【主料】酸枣仁15克，红枣15克，粳米50克，白糖适量。

【功效】补益脾胃，养心安神。

【适应证】此食疗方用于更年期综合征的保健治疗，尤其适宜以失眠为主要
症状的患有更年期综合征的人群。

日常按摩

将双手呈爪状，分别放在面部同侧眉部处，适当用力从前额梳推至头后部。连续做10～15遍。

特别嘱托

（1）更年期卵巢功能衰退是一个必然的生理过程，更年期妇女应掌握必要的更年期保健知识，以积极态度来对待。

（2）足部疗法对改善更年期综合征的自主神经系统功能紊乱症状有较好疗效。治疗15次即可见效，40次左右可治愈。刺激反射区要有酸痛感（以能忍受为度），没有酸痛感将影响疗效。

第七节　肥胖症

人体脂肪积聚过多，体重超过标准体重的20%以上时即称为肥胖症。肥胖症分为单纯性和继发性两类。前者不伴有明显神经或内分泌系统功能变化，临床上最为常见；后者常继发于神经、内分泌和代谢疾病，或与遗传、药物有关。轻度肥胖常无明显症状，重度肥胖多有疲乏无力，动则气促，或少气懒言，动则汗出，甚至面浮肢肿等。肥胖症容易合并发生糖尿病、高血压、动脉粥样硬化、冠心病和各种感染性疾病。

身边故事

爱美之心人皆有之，虽然说近年来的减肥潮不如前一段时间狂热，但还是很多女性朋友所追求的，尤其是夏季来临前，谁不想秀秀自己的小蛮腰和美腿呢？身高160厘米，体重100公斤的曾女士就是这众多女士中的一位。曾经减肥数次的曾女士认为盲目减肥虽然体重会减轻，但是要付出损害身体健康的代价。正如曾女士这样，现在很多女性朋友对减肥的认识更为理性，毕竟，身体健康才是最重要的。当然，在身体健康的基础上，拥有美妙的身姿，是众多的女性朋友想要达到的。

案情解析

肥胖是威胁人类健康的一个重要原因，会导致2型糖尿病、高血脂、脂肪肝等很多疾病的发生。而且肥胖产生的过程往往在不知不觉中，但体重的减轻却缓慢。因此需要减肥者付出极大的耐力。在减肥过程中，饮食的节制、不懈的运动很容易让减肥者产生放弃的念头，导致以往的努力功亏一篑，相反会更大程度地增加体重，损害健康。曾女士减肥数次，深深明白减肥路上的艰辛。足疗作为一种舒适度尚可的治疗方式，不仅削弱引起肥胖的原因，而且可以调整因肥胖带来的健康威胁，无疑是一种值得去尝试并长期坚持的好方法。

健足指导

按摩妙法

按揉肾、输尿管，刮压膀胱反射区各3分钟，然后按揉甲状腺、垂体反射区各4分钟（图3-7-1，图3-7-2）。

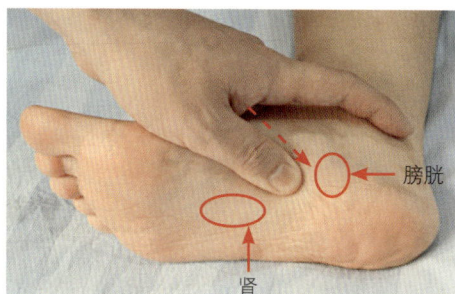

图3-7-1　按揉肾、输尿管反射区

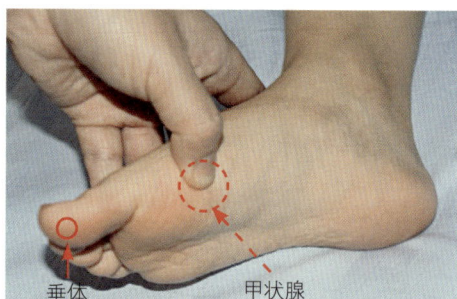

图3-7-2　按揉甲状腺区

足浴暖身方

【热水用法】热水2000～3000毫升，水温约41℃～42℃，最好能用温度计量一量，接着再放入精油或者浴盐。浸泡15～20分钟。每天坚持1～3次。

【功效】温热作用驱散体寒，调整机体内分泌。

生活调养

食疗

怀山药茯苓粥

【主料】新鲜怀山药100克，薏苡仁30克，白茯苓15克。

【功效】健脾利湿化浊。

【适应证】此食疗方用于单纯性肥胖症的保健治疗。

日常
按摩

腹部按摩减肥法：取仰卧位，裸露腹部，双手垂叠按于腹部，以肚脐为中心顺时针方向旋转摩动50圈，使腹部有发热感及舒适感。

特别
嘱托

（1）应控制饮食，特别是高脂肪、高糖类、高热量饮食，适当参加运动。

（2）注意进食方式和环境，如增加咀嚼次数，减慢进食速度，避免进食时边看电视或边听广播，并在疲乏、厌烦、抑郁期间克服进食冲动。

第八节　粉刺

粉刺又称青春痘、痤疮，是由于毛囊及皮脂腺阻塞、发炎所引发的一种皮肤病。青春期时，体内的荷尔蒙会刺激毛发生长，促进皮脂腺分泌更多油脂，使油脂和细菌附着，引发皮肤红肿的反应。由于这种症状常见于青年男女，所以才称它为"青春痘"。其实，青少年不一定都会长粉刺；而粉刺也不一定只长在青少年的身上。除了荷尔蒙的原因，粉刺还跟化妆品的使用、遗传、环境、药物、生活方式、精神状态密切相关。中医学认为多与肺火、胃火关系密切。

身边故事

小王今年刚刚大学毕业，为了找一份合适的工作，以往不怎么用化妆品的她，也开始使用一些粉底霜来遮斑。但过了两个星期，她脸上开始出现了几个惹眼的小痘痘，自己以前不怎么会长痘啊，怎么回事呢？原来是因为找工作比较奔波，再加上使用了不适合自己的化妆品，长了粉刺，严重影响自己在面试中的形象，这让小王很是苦恼，迫切想解决一下自己的"面子"问题。

案情解析

小王起粉刺，在外与使用化妆品有关，在内与身体疲劳正气不足有关。法当补益气血，清热泻火。某些特定美容化妆成分，会造成毛孔阻塞而产生粉刺，这些产品包括化妆品、粉底、晚霜及润肤霜等，所以爱美，注重形象的女士应该选择正规的美容化妆品。此外，也应养成良好的卫生习惯，多清洁面部，并要注意生活方式和精神状态的调节。足底按摩和中药足浴可以缓解疲劳，调节内分泌，放松神经，对粉刺的治疗也有很好的辅助作用。

健足指导

按摩妙法

1 点揉足窍阴穴3～5分钟，按压涌泉穴5分钟（图3-8-1、图3-8-2）。

2 按揉肾、输尿管，刮压膀胱反射区各3分钟（图3-8-2）。

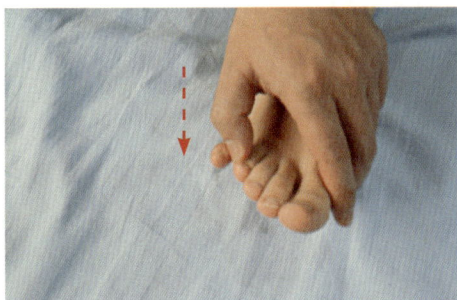

图3-8-1 点揉足窍阴

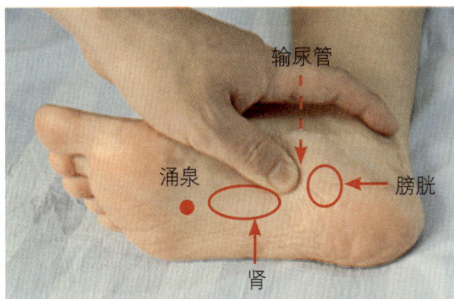

图3-8-2 按揉肾、输尿管反射区

足浴暖身方

银花连翘水

【用法】金银花、连翘、黄芩各15克，大黄10克。加清水泡20分钟后煎煮。取药液与热水足浴。每日1次，每次40分钟。

【功效】清热解毒，活血消肿。

生活调养

食疗

萝卜干炒黄豆

【主料】黄豆仁200克、萧山萝卜干200克、白糖半茶勺。

【功效】理气健脾，清热解毒。

【适应证】此食疗方用于粉刺属实热者。脾胃虚寒者慎用。

日常按摩

用手指从腕至指端，沿手前臂的外侧作按揉摩擦5～10遍。用毛刷垂直地刷腕外侧5遍。

特别嘱托

（1）皮疹处忌挤压以免感染留下瘢痕。

（2）饮食宜清淡，忌食辛辣食物。

（3）注意清洁皮肤。

第九节　酒渣鼻

酒渣鼻又叫玫瑰痤疮，主要特征是皮肤潮红、丘疹、脓疱和毛细血管扩张，老人及青年人也可发生。酒渣鼻一般可表现为三期：发病早期颜面部出现小片状或弥漫性潮红，同时伴有毛细血管扩张和皮脂溢出过多，称之为红斑期；继之在红斑的基础上出现红色丘疹、脓疱，称之为丘疹期；病情进一步发展形成大小不一的结节或凹凸不平的肥大增生，称之为鼻赘期。酒渣鼻患者自觉灼热、胀痛不适或痒痛。

身边故事

外企职员李小姐，最近几个月工作压力特别大，公司规定每个人要有一定的客户量。李小姐的应酬不断，陪客户吃饭难免要饮酒。最近一段时间照镜子总能够看到鼻部、两颊和下巴上有成片的泛红的团块，瘙痒明显。起初泛红的团块不大，李小姐并没有在意，以为可能是普通的过敏，自行服用抗过敏药物后，仍不见好转。李小姐有点儿担心了。注重形象的李小姐到医院就诊，医生诊断为酒渣鼻。李小姐很是恐慌。

案情解析

李小姐的病情属于初期红斑期。以前人们认为这个病是由于螨虫感染引起的，但是现在越来越多的证据表明酒渣鼻不仅与螨虫感染有关，也与内分泌等很多其他因素有关，就其名称而言，与饮酒也有一定的关系。酒渣鼻多见于中年人，女性多于男性，但男性患者病情较重，皮肤炎症常在面部对称分布，常见于鼻部、两颊、眉间和下巴。足部按摩和中药足浴可以起到缓解紧张情绪、清热泻火的作用，对酒渣鼻很有益。

健足指导

按摩
妙法

按揉肾、膀胱、输尿管反射区各3分钟，然后按揉肺反射区4分钟（图3-9-1，图3-9-2）。

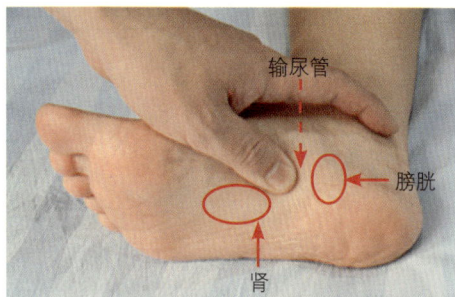

图3-9-1　按揉输尿管反射区

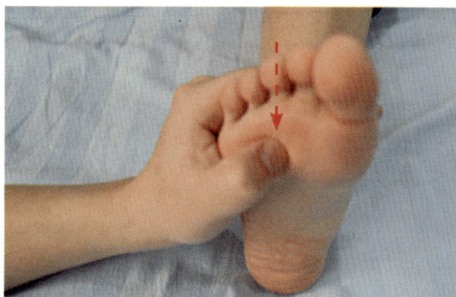

图3-9-2　按揉肺反射区

足浴
暖身方

芦荟丁香水

【用法】芦荟根、丁香枝各12克，槐树花7克。浴足。

【功效】清热解毒，泻火排脓。

生活调养

食疗

银花知母粥

【主料】金银花9克，知母15克，生石膏30克，粳米60克。

【功效】清热解毒，滋阴凉血。

【适应证】此食疗方适用于各期酒渣鼻的保健治疗。脾胃虚寒者慎用。

日常按摩

指压、按摩少商穴、合谷穴、曲池穴。患者用一侧手拇指指尖压迫以上各个穴位约1分钟左右，然后改用指腹按顺时针方向旋转按摩36次，再改用另一侧手去压迫、按摩另侧手的各穴，方法同上述。

特别嘱托

（1）注意饮食，不吃辛辣刺激性食物，尤其应当忌酒。

（2）注意避免冷、热刺激，避免情绪激动、精神紧张。

（3）不要用手挠抓、挤压鼻部，以防感染，并保持清洁卫生，不要用碱性肥皂。

（4）保持大便通畅。

第四章

健足养足激发阳刚之气

《黄帝内经》中早就说到，"阳气者若天与日，失其所则折寿而不彰。"告诉我们阳气在生命中的不可替代的重要性。健足养足可以激发人体阳气，有助于养护男性健康。

领略男子养生的基本原则，探究足疗养生疗疾方法具有极为重要的意义。

一、男子阳虚则精乏

男性属阳，先天阳气要比女性充足，因此如果男性阳气虚弱对人体造成的伤害会更甚于女性。阴阳虽是对立的两个方面，但可以相互转化，相互资生。阳气不足，阴精转化无源，就会导致精气缺乏。况且阳气长期不足，必然会累及肾阳，肾阳乃人体阳气根本，肾阳不足，不仅会影响男性性功能，还会导致不育，由此产生的社会问题，更给男性心理造成莫大的伤害。

二、观足查健康

足底颜色苍白一般可能是贫血，且呈现肾虚症状，畏寒怕冷较明显。颜色为暗红或紫色一般提示身体有炎症，血液循环受影响，有气滞血瘀现象，也可能是酒后的反应。颜色为黄色或为肝胆疾病，或为肠胃失调，或为脾虚所致。

阳气者，柔则养筋，精则养神。阳气的匮乏，不仅会导致身体乏力疲惫、精神紧张，还可能导致抑郁、脱发、阳痿、早泄等多种病证。此类病证均可通过足疗来调节。

第一节 精神紧张

精神紧张是目前一种十分流行的"文明病"，它是人的机体对现代生活节奏加快、竞争压力大等刺激所做出的反应。精神紧张通常表现为：躁动不安、话多、失眠、腹痛、便秘或腹泻、头痛，亦会导致体内的一些激素的分泌失去平衡，心跳加快、血压升高、新陈代谢加快或减慢。中医学认为精神紧张是脏腑经脉失和的表现，足疗主要以足浴、按揉为主。

身边故事

金融危机时期，小张的企业也面临裁人的危险，小张来企业的时间短，业务还不熟悉，自己感觉被裁的危险性很大，于是忧虑紧张起来，他时常觉得手脚冰冷，颈痛腰痛，有时还觉得特别乏力，提不起精神。值得庆幸的是，公司最后宣布不裁员工，他的紧张情绪才得以缓解。

案情解析

精神紧张是一种心理状态。这种状态的形成取决于人本身，还有外界环境的影响。精神紧张对于西医来说目前没有什么好的治疗方式，而祖国的传统医药在这方面却很有优势，足疗以按揉肾、肾上腺、心、大脑、腹腔神经丛反射区以安神、放松大脑。

健足指导

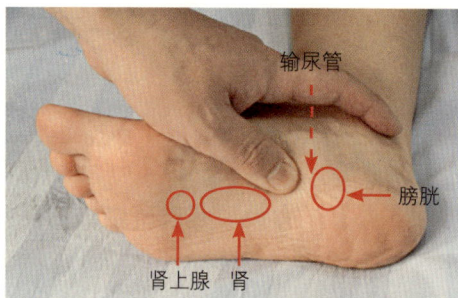

图4-1-1　按揉输尿管反射区

按摩
妙法

按揉肾、肾上腺、膀胱、输尿管反射区3分钟，然后按揉心、大脑、腹腔神经丛反射区3分钟（图4-1-1，图4-1-2，图4-1-3）。

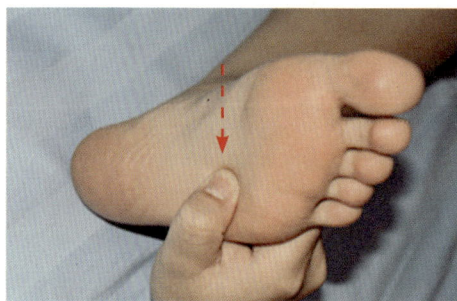

图4-1-2　推揉心区

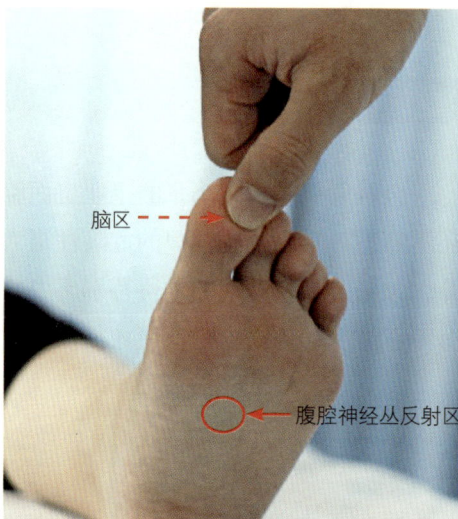

图4-1-3　点按脑区

足浴
暖身方

丹参麦冬汤

【用法】丹参15克，麦冬20克，大枣20克。加清水煎制，取药液和热水足浴。每天1次，每次40分钟。

【功效】温通经脉，养阴安神。主要用于精神紧张所致的四肢冷、头痛。

生活调养

食疗

龙眼汤

【主料】龙眼肉（桂圆肉）30～50克，加水煎汤，日服2次。

【功效】养血安神。

【适应证】主要用于心脾两虚所致的健忘、失眠、烦躁、心悸等。

日常按摩

疏理少阳经脉：按揉太阳穴和梳理侧头部。可缓解头痛症状，并使头清目明。

特别嘱托

（1）积极地参加体育锻炼释放压力。

（2）调节工作与生活平衡。

（3）经常和朋友交流。

第二节　食欲不振

所谓的"食欲"，是一种想要进食的生理需求。一旦这种需求低落、甚至消失，即称为食欲不振。简单地说，就是没有吃东西的欲望。食欲不振的原因有多种：疲劳或紧张、过食、过饮、运动量不足、慢性便秘以及其他疾病引起，等等。中医学称之为纳差或纳呆，多是由情志、饮食所伤、长期饮养不良等原因导致脾气不运而引起。

身边故事

王大爷一向胃口挺好，退休前没什么身体不适。但退休后这段时间感觉总是不太想吃东西。儿子周末请他去吃火锅，他也没什么胃口，这就是所谓的食欲不振。原来王大爷患有慢性便秘，退休后没有事做，也没有怎么锻炼，运动量不足，在家中又有点闷闷不乐，所以食欲不振。

案情解析

食欲不振是比较常见的一种症状，案例中的王大爷退休后总是待在家里不出去活动，加之心情也有些闷闷不乐，因而出现肝木克脾土的情况，在外则表现为食欲不振。通过足部特定区域如肝、十二指肠等反射区再配合中药汤剂浴足可以健脾益气，使食欲不振症状得到缓解。

健足指导

按摩
妙法

1 揉压隐白、公孙穴各4分钟。

2 推揉胃反射区5分钟，然后按揉肝、十二指肠反射区3分钟（图4-2-1，图4-2-2）。

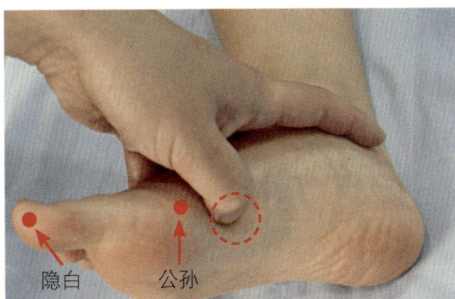

图4-2-1　推揉隐白、公孙、胃反射区

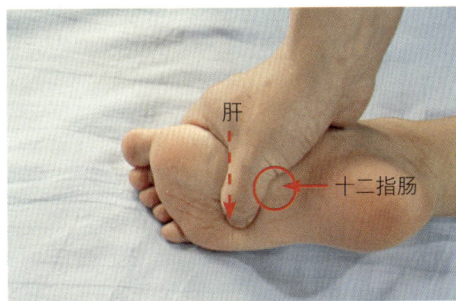

图4-2-2　按压肝、十二指肠反射区

足浴
暖身方

山楂二皮汤

【用法】山楂50克，青皮、陈皮各25克，薄荷12克。清水煮，去渣取汁。与热水导入盆中，待温度适中后足浴。每天早、晚各1次，每次40分钟。

【功效】行气健脾，消食化积。适用于暴食过后食欲不振。

生活调养

食疗

小米粥

【主料】小米，小火煮粥。

【功效】养胃健脾。

【适应证】适合暴食过后，脾胃损伤，食欲不振。

日常按摩

摩腹，将手掌以肚脐为中心顺时针方向轻轻推按腹部，能促进排便，增强食欲。

特别嘱托

（1）适当运动。

（2）饮食宜选择好消化的食物。

（3）保持大便通畅。

第三节 全身乏力

全身乏力在中医学来讲属于"气虚"的表现，即脾气虚弱。现在很多人由于肥胖或精神压力过大，时常觉得很疲乏，这其实是机体亚健康状态的一种表现。

全身乏力表现为即便不做什么事也觉得浑身没有力气，稍一活动常觉得气短、心悸；即便是通过大量的时间休息也并不能完全缓解。首先应排除疾病引起的全身乏力比如贫血、营养不良、低血糖等，在排除了这些疾病的前提下，我们可以在平时进行足底按摩和足浴来缓解症状。

身边故事

王先生今年五十了，最近老觉得全身乏力，每天都特想躺着，对什么事情都打不起精神，不感兴趣。王先生对此很苦恼，听从亲朋好友的建议，判断自己是身体虚，吃了各种各样的补药，反倒有点把自己的胃吃得不舒服了。后来听从保健医生的建议，停止了过多的补药，采用足部按摩法和足浴暖身方把自己的乏力解决了。

案情解析

案例中的王先生应当就是脾胃虚弱导致气力不足，所以应当健脾益气，而非吃过多补药，损伤脾胃。我们知道，滋补药不一定是有益于我们的身体，因为有的时候我们脾胃虚弱，不足以接纳这些滋腻的补药，服用了这些补药后，反而有碍于消化，所以案例中的王先生应当扶元固本，利用足部按摩和足浴的方法健脾益气，逐渐来解决乏力的问题。

健足指导

按摩
妙法

1 用中等力度先按揉足心，然后揉搓十趾，至微微发热（图4-3-1）。

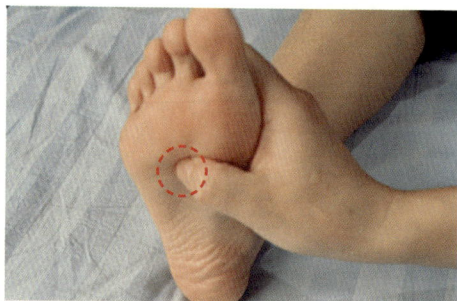

图4-3-1　按揉足心

2 用食指单勾法刮擦足内侧，至皮肤发红，然后按揉肾、输尿管、膀胱反射区3分钟（图4-3-2，图4-3-3）。

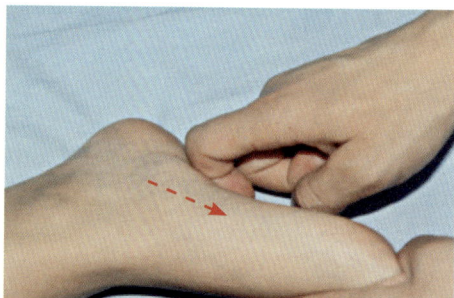

图4-3-2　食指单勾法刮擦足面

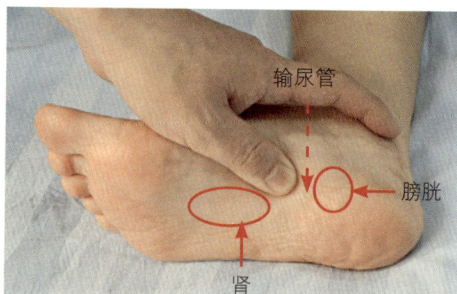

输尿管

膀胱

肾

图4-3-3　按揉肾、输尿管反射区

足浴
暖身方

【用法】黄芪5克、炙甘草6克、桂枝9克、芍药18克、生姜9克，加清水煎制，取药液和热水足浴。每天1次，每次40分钟。

【功效】补气温中，长养气力。

生活调养

食疗

山药糕

【主料】鲜山药100克洗净后蒸30分钟，去皮蘸白糖适量食用。

【功效】补肾健脾，长养气力。

日常按摩

仰躺在床上，屈腿，使自己的大腿靠近腹部，双手抱住双膝，如此坚持一两分钟后放下，重复9次。可以养胃健脾，增长气力。

特别嘱托

减少思想负担，定期进行体育锻炼。

第四节　心情抑郁

抑郁常见的表现是以情绪低落为主要特征，表现为闷闷不乐或悲痛欲绝，持续至少2周，另外还需伴有下述症状中的4项：①对日常生活丧失兴趣，无愉快感；②精力明显减退，无原因的持续疲乏感；③自信心下降或自卑，或有内疚感；④失眠、早醒或睡眠过多；⑤食欲不振，体重明显减轻；⑥有自杀或自杀的观念或行为；⑦性欲明显减退；⑧注意力集中困难或下降；⑨联想困难，自觉思考能力显著下降。抑郁心境一天中有较大波动，常以早上最重，然后逐渐减轻，到晚上最轻。需要说明的是抑郁不同于抑郁症，它是暂时的情绪问题，而不是人的一种缺点或性格缺陷，通过自我心理调节、辅助的足疗可以得到很好的缓解。

身边故事

小黄考试没有考好，成绩出来之后情绪更是一蹶不振，感觉很没有自信，时常失眠，白天又感到特别困，心里觉得特别压抑，又不知该怎么处理。爱足疗的爷爷看在眼里，记在心里，他给小黄每天睡前揉捏大脑、脑垂体反射区，很快就改善了小黄的睡眠，小黄感到心里轻松了不少，生活也开始走向正常的轨道。

案情解析

小黄的情况就是因考试出现的情绪问题，属短暂性的心理压抑，若能得到适当的调整，是能够有效地解决问题的。小黄爷爷正好成功地实践了这点：我们的大脑、大脑垂体反射区在按摩后能改善脑部供血，使得混乱的脑思维得以休息，这正是小黄得以重新睡好觉的原因。

健足指导

按摩
妙法

　　按摩腹腔神经丛、肾、大脑、脑垂体反射区，然后按摩肝、肾上腺反射区、三阴交以及小脑、脑干足部反射区3分钟（图4-4-1，图4-4-2，图4-4-3，图4-4-4）。

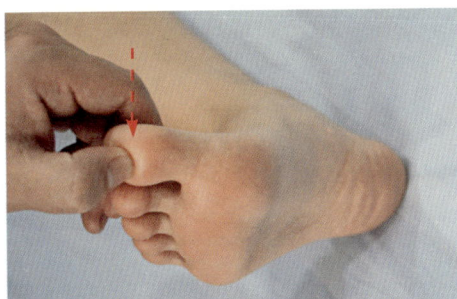

图4-4-1　按摩脑垂体反射区

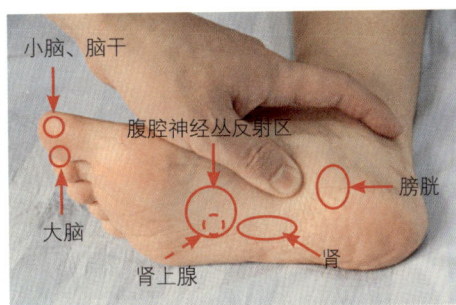

图4-4-2　按摩肾上腺反射区

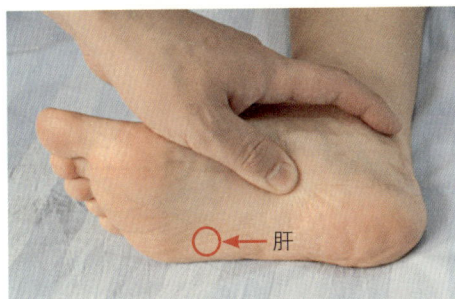

图4-4-3　按摩肝反射区

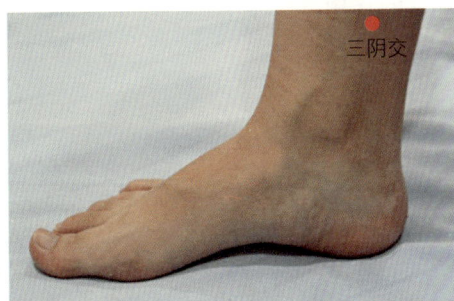

图4-4-4　按摩三阴交穴

足浴
暖身方

三橘水

【用法】橘皮100克，橘核50克，橘络8克。加清水煮，取药液与热水一同入盆足浴。每日1次，每次40分钟。

【功效】理气通瘀，疏肝解气。

生活调养

食疗

远志枣仁粥

【主料】远志、炒枣仁、枸杞子各15克，大米150克。每日1次，睡前1小时服用。

【功效】解郁、安神。

日常按摩

梳头法：以十指指端疏理头顶，从印堂部一直疏理至后项部。有缓解紧张、抑郁的作用。

特别嘱托

（1）经常参加体育锻炼、如游泳、慢跑。

（2）做简单但感兴趣的事情树立信心。

（3）跟要好的朋友聊天，抒发郁闷。

第五节　肾精亏虚

肾精亏虚多见于先天不足、后天失调者（疾病、房劳等），表现为：眩晕、耳鸣、腰膝酸软、两足痿弱、步履艰难、精神呆钝、动作迟缓等。中医学认为，肾精是维持人体生长发育、生殖的基本物质，多伴随着气血两虚出现。

身边故事

正值壮年的李先生，最近有了新的苦恼，就是几乎不做什么体力活，却觉得腰酸腿疼的，头发跟以前比也掉得厉害，整天没什么精神，老婆也对他们的夫妻生活表现了不满情绪，因为他明显感觉自己对夫妻生活有点力不从心。去医院检查后，没有发现任何异常。

案情解析

从李先生的症状"腰膝酸软、掉头发、精神不足"来看，他是肾精不足的表现。肾精不足主要症状：早衰，耳鸣耳聋，健忘恍惚，两足痿软，发脱齿摇，神情呆滞，舌淡，脉细弱。治疗以补肾填精为主。足疗主要以涌泉穴、肾反射区为主，能起到补肾的作用。

健足指导

按摩妙法

1 按摩肾、输尿管、膀胱反射区3分钟，然后按摩肾上腺、睾丸、脑垂体反射区5分钟（图4-5-1）。

2 推揉涌泉穴5分钟，至足底发热，长期坚持效果显现（图4-5-2）。

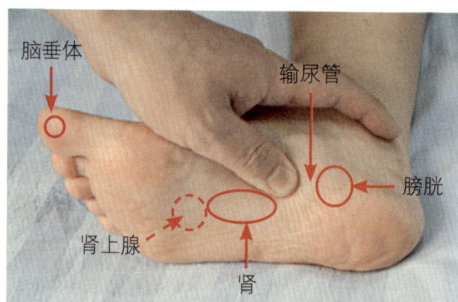

脑垂体
输尿管
膀胱
肾上腺
肾

图4-5-1　按摩肾上腺反射区

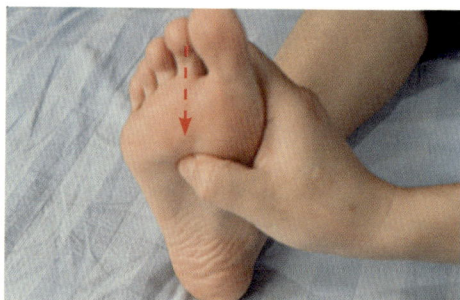

图4-5-2　推揉涌泉穴

足浴暖身方

韭菜肉桂水

【用法】韭菜籽、肉桂30克水煎，浴足。每日1次，每次40分钟。

【功效】暖阳补肾。

生活调养

食疗

桃仁芝麻百合粥

【主料】核桃仁25克，干百合10克，黑芝麻20克，粳米100克。

【功效】补肾填精，养阴清肺。

日常按摩

按肾俞：肾俞穴位于第二、三腰椎间水平两旁1寸处，两手搓热后用手掌上下来回按摩50～60次，两侧同时或交替进行。对肾虚腰痛等有防治作用。

特别嘱托

房事有节，锻炼身体。

第六节　脱发

脱发是头发脱落的现象。脱发有生理性及病理性之分。生理性脱发指头发正常的脱落。病理性脱发是指头发异常或过度的脱落，其原因很多。常见的有脂溢性脱发、病理性脱发、营养性脱发和肥胖性脱发等。脂溢性脱发常常出现在中青年身上，表现为头皮上有较厚的油性分泌，头发光亮，稀疏而细，或者头发干燥，头屑多，无光泽，稀疏纤细。病理性脱发主要是由于病毒、细菌、高热对毛母细胞有损伤，抑制了毛母细胞正常分裂，使毛囊处于休克状态而导致脱发，如急性传染病、长期服用某种药物，等等。营养性脱发是指消化吸收功能障碍造成脱发，还有肥胖性脱发，是由于大量的饱和脂肪酸在体内代谢后产生废物，堵塞毛囊引起脱发。中医学认为，脱发是血热、血虚、血瘀等原因造成。

身边故事

小王是一名即将毕业的大四学生，刚刚签了一份满意的工作，既期待，不过又有些忧虑。虽然小王只有24岁，但头发已经开始稀疏，尤其是头顶处跟后脑勺处。小王对自己的外表越来越感到自卑，出门总戴上帽子遮掩，很是苦恼。去医院检查之后，医生诊断其为脂溢性脱发，后经药物治疗及改善一些日常生活方式后，才有所好转。

案情解析

上述案例中小王属于脂溢性脱发，主要发生于男性，其患病率随着年龄的增大而增加。脱发如不及时治疗，病情发展到一定程度时，头发将可能形成永久脱落。足部按摩和中药足浴通过刺激相应反射区和穴位，对脱发有一定的效果。

健足指导

按摩妙法

1 斑秃伴有高血压者，揉搓足第四趾，每次10～15分钟，每日2次（图4-6-1）。

2 早秃、脂溢性脱发，伴腰酸乏力，头晕目眩、潮热盗汗，应压揉足小趾，每次10~15分钟，每日2次（图4-6-2）。

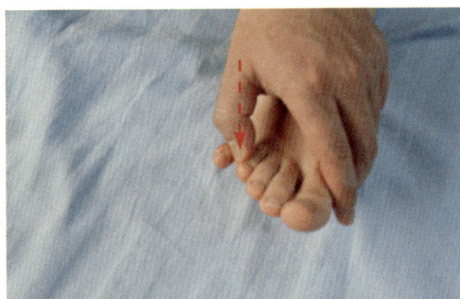

图4-6-1 按揉足第四趾

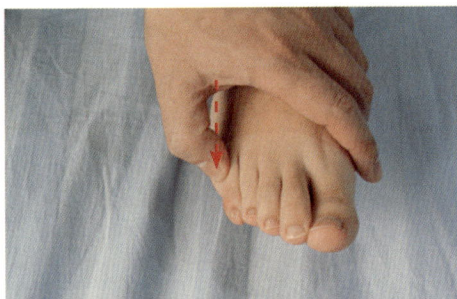

图4-6-2 按揉足小趾

足浴暖身方

【用法】白芷、川芎各15克，首乌、柏子仁、丹参各10克，煎煮取药液浴足，每日1~2次，每次25分钟。

【功效】凉血养血，乌发生发。

生活调养

食疗

乌须生发酒

【主料】米酒150克，卷柏15克，枸杞150克，黄精150克，何首乌150克。用清水洗净，将卷柏、枸杞、黄精、何首乌隔水蒸半小时，然后放进瓶子里，倒入米酒，密封，10日之后可以饮用。

【功效】补血养颜，去黑斑，生毛发，乌须发，气血不足、身体虚弱而失眠、头晕、眼花者也可以服用。

日常按摩

点按膀胱经穴：点按双侧膈俞、肝俞、脾俞、肾俞等穴位，每穴各3~5分钟。

特别嘱托

（1）要保证情绪稳定，睡眠充足。

（2）忌食辛辣刺激和油腻重的食物。

（3）注意头发和头皮的卫生，忌用肥皂洗头。

第七节　阳痿

阳痿是指男性有性要求，但阴茎不能勃起或勃起不坚，不能完成性交过程，常伴有头晕、目眩、心悸、耳鸣、气短乏力等症。该病大多因少年误犯手淫或房事过度、惊恐紧张或久病体弱等原因导致，尤以肾阳虚和精神因素居多。

身边故事

张先生是一名软件设计师，平时工作任务繁重，加班熬夜是家常便饭，这令他感到十分疲劳。近几个月来他新添了一个烦恼，与妻子同房时总感到力不从心，勃起硬度不够，不能很好地进行性生活。他为此十分忧虑，并且还时常出现手足冰凉、耳鸣、乏力等症状。妻子建议张先生去医院检查一下，但张先生觉得难以启齿，总以工作繁忙没时间搪塞过去。夫妻俩为此争吵不断。

案情解析

本案中的张先生在性生活中出现勃起硬度不够，不足以完成性生活，并且时间已有几个月，即可诊断为阳痿。其原因主要为长期工作劳累，耗伤精血，以致肾阳虚衰，而出现阳痿。足部按摩和中药足浴可以缓解紧张和疲劳，有益于气血的恢复，同时通过肾经的保健按摩对阳痿能起到一定的效果。

健足指导

按摩
妙法

1 按摩肾、输尿管、膀胱反射区各3分钟，前列腺、生殖腺反射区各4分钟，
脾、腹股沟管、肝反射区各2分钟（图4-7-1，图4-7-2）。

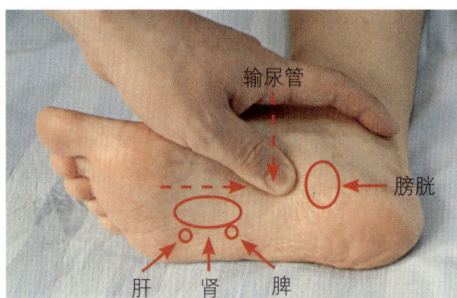
图4-7-1 按摩肾、输尿管区

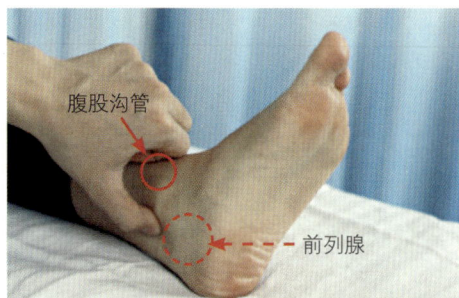
图4-7-2 按摩前列腺反射区

2 按揉双足拇趾尖端正中处10~15分钟，按压涌泉穴3~5分钟，按摩足小趾5
分钟（图4-7-3，图4-7-4）。

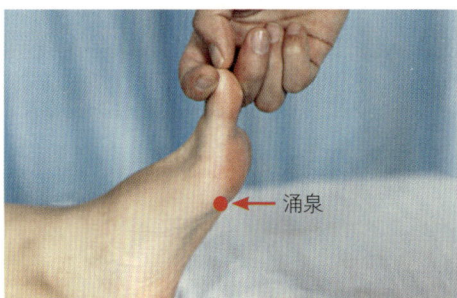
图4-7-3 点按双拇指尖端

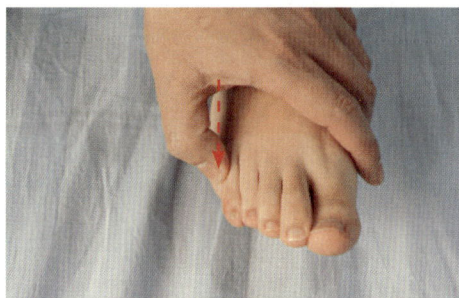
图4-7-4 按揉足小趾

足浴
暖身方

【用法】杜仲15克，桑寄生、枸杞子、锁阳、桂枝各10克，水煮取汁浴足。
　　　　每晚1次，每次40分钟，要保持药液温度。

【功效】温补肾阳，填充精血。

【适应证】适用于阳痿伴腰膝酸软，下肢无力，神疲自汗等。

生活调养

食疗

韭菜炒羊肝

【主料】韭菜90g，洗净切段；羊肝120g切片，铁锅急火炒熟后佐以醋食用。

【功效】壮命门之火。

日常
按摩

肾经按摩法：平躺在床上，双下肢分开同肩宽，自然呼吸，双手分别于同侧大腿内侧，由远及近轻轻按摩5~6次，然后再按摩（揉）睾丸5~6次，反复进行共20回。每天坚持入睡和醒来时各按摩1次，1个月为一疗程。有增强性功能和增加精子数量的作用。

特别
嘱托

本病大多为功能性，所以患者要注意消除心理障碍。

第八节　早泄

早泄又称早射，是指性交时男性过早射精的病证。早泄是男性在过性生活时发生的一种病变，常表现在阴茎还没有插进阴道就射精，或插进去时间很短就射精，导致阴茎萎软不能进行性交。正常健康的性交为15~45分钟。早泄的病因很多，除了心理性和阴茎局部性因素，还有可能是泌尿、内分泌及神经系统疾病等因素。早泄与阳痿关系密切，早泄可能是阳痿的前期症状。中医学认为，早泄属肾气虚损。需要培补脾肾之气。

身边故事

小李从初中二年级开始，就有自慰的习惯。但他发现自己非常敏感，往往不到2分钟就射精了。22岁时，小李谈了一个女朋友，感情发展非常迅速。第二年，他们结婚了，婚后同房时间总是非常短，尽管妻子一直也没说什么，但是小李心里感觉非常难受。有一次他看到小区广告墙上有一则小广告，介绍了一种专门治疗早泄的药，很神奇，于是狠下心花了3000元买了四个疗程。不过，吃了两个多月没有任何效果，小李几乎都要崩溃了，每天都生活在巨大的阴影里。

案情解析

本案中的小李有长期过度的手淫习惯，使其精血亏虚，加上焦虑不安，忧思过度，损伤心脾，从而导致早泄。对此，应该注重情志的调整和相关的治疗。足部按摩和中药足浴可以缓解紧张和疲劳，有益于脾肾气血的恢复。通过腰骶部的保健按摩对早泄也有一定的效果。

健足指导

按摩
妙法

1 按揉涌泉穴5分钟，按压然谷、太溪穴各3～5分钟，用拇、食、中指捏住跟腱上下推掐，有酸胀感为宜（图4-8-1，图4-8-2）。

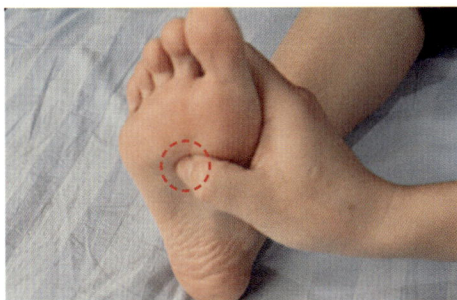

图4-8-1　按揉涌泉

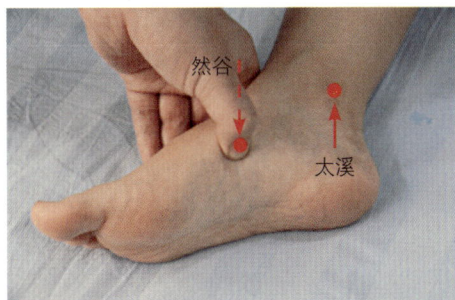

图4-8-2　按揉然谷

2 按摩肾、前列腺、生殖腺反射区各4分钟，脾、腹股沟管、心、大脑反射区各2分钟（图4-8-3，图4-8-4）。

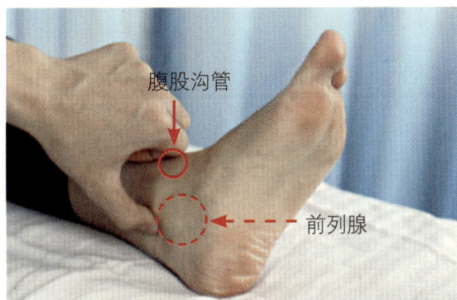

图4-8-3　按摩前列腺反射区

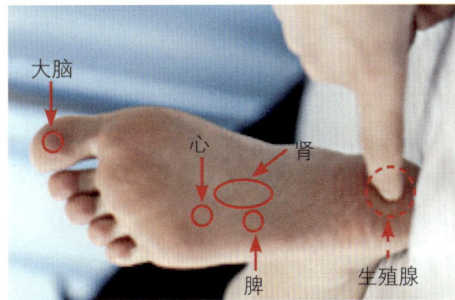

图4-8-4　按摩生殖腺

足浴
暖身方

五倍子水

【用法】五倍子20克水煎取液浴足，每次浴足前用拇指和食指用力搓捏双足跟。每天1次，每次40分钟。

【功效】收敛止泻。

生活调养

食疗

荞实核桃莲子粥

【主料】芡实研粉50g，核桃仁（上锅文火炒焦研粉）30g，莲子肉30g（先用温水浸泡20分钟），大红枣10枚（生，去核）。上品先用凉开水将芡实粉、核桃仁粉打糊，将莲子肉、红枣煮熟，将粉糊放入滚开汤水中，离火，待温后加入少量食糖服用。

【功效】补脾益肾，固精止遗。

日常按摩

揉擦腰骶部：取坐位，先用两掌同时按揉两侧腰骶部，时间约5分钟。再用两拇指按揉肾俞、命门穴，各1～2分钟。然后用右掌横擦肾俞、命门、八髎穴部位，以透热为度。

特别嘱托

（1）治疗早泄需要夫妻双方协同。

（2）早泄是比较普遍存在的问题，夫妻双方需懂得重建射精条件反射的必要性和可能性，消除焦虑、不安、自罪感等异常心理，建立治愈疾病的信心。

第九节　遗精

遗精是指不性交而精液自行外泄的一种疾病。遗精有梦遗和滑精之分，在睡梦中遗精称之为梦遗，没有做梦，甚至在清醒时动念则精液自行流出称之为滑精。未婚男子1个月内有2～3次遗精，属于正常现象，如超过4次，并出现精神萎靡、腰膝酸软、心慌气喘、多梦失眠，则需要治疗。中医学认为，遗精主要的原因是相火过旺或肾虚不固。

身边故事

小周是一名高三在校学生，临近高考，复习十分紧张，近几个月来经常发现清晨时内裤上总是被黏糊糊的精液弄湿，有时一个星期多达3～4次，并感觉白天精神萎靡、健忘、乏力、注意力不集中等，渐渐对此感到害怕。

案情解析

本案中的小周因为劳思过度，耗气伤神而致遗精，治疗应当补气养血，安神定志。足部按摩和中药足浴对遗精过多者有较好的辅助治疗作用。

健足指导

按摩妙法

1 用拇、食、中指捏住跟腱上下推掐，掐捏时有酸痛感为宜，每日1~2次（图4-9-1）。

2 按压三阴交穴5分钟，每日1~2次（图4-9-2）。

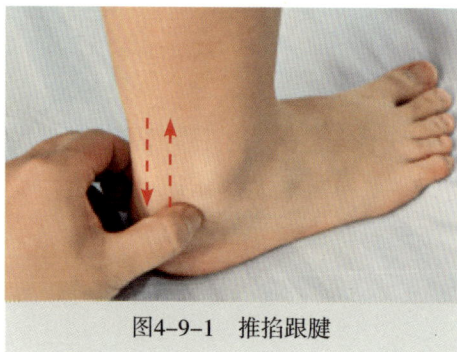
图4-9-1 推掐跟腱

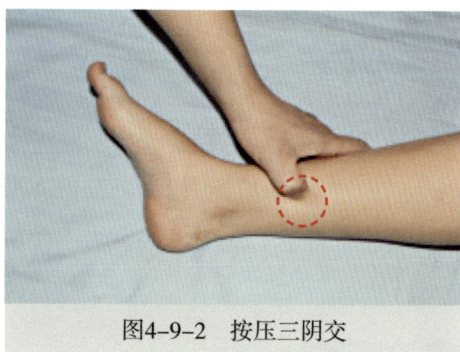
图4-9-2 按压三阴交

足浴暖身方

生姜艾叶水

【用法】生姜、艾叶各50克煎水取汁，采用高位盆浴。每天1次，每次30分钟。

【功效】暖肾助阳。

生活调养

食疗

莲子煲猪肚

【主料】莲子100g，猪肚250g。先将莲子劈开，去莲子心。把猪肚洗净切成小块加水适量煲汤，加少许食盐、味精调味品服用。

【功效】健脾益胃，清心止遗。

日常按摩

按揉关元、气海穴：取坐位或仰卧位，选准穴位后，先将两手用力摩擦搓热后，一只手托起阴囊，另一只手用中指按揉穴位，每穴按揉1分钟，边搓手边按揉穴位，交叉进行。每日1次，15次为一疗程。

特别嘱托

（1）日常生活注意情志舒畅。

（2）尽量避免劳累过度。

（3）避免过多局部刺激，如衣裤过紧、睡眠时被褥沉重刺激外生殖器也可诱发遗精。

第十节　慢性前列腺炎

慢性前列腺炎是一种发病率非常高的疾病，其临床表现有尿频、尿急、尿道灼痛等尿道刺激症状，清晨尿道口有黏液、粘丝或脓性分泌物，尿混浊或大便后尿道口有白色液体流出，后尿道、会阴及肛门不适，有时阴茎、睾丸及腹股沟部疼痛，伴有射精痛、血精、早泄、阳痿以及乏力、头晕、失眠和忧郁等自主神经功能紊乱的症状。尿道炎直接蔓延是引起慢性前列腺炎的主要途径，性交过频、前列腺充血、会阴及尿道损伤后也会诱发前列腺炎。

身边故事

吴先生因经常需要参加工作会议，并且参会时不方便出来上厕所，又自觉工作压力巨大，开始出现尿频，约30分钟一次，尿急，尿不尽；晨起大便用力，可出现尿道外口白绸色分泌物；同时伴有会阴隐痛，少腹胀，失眠多梦，记忆力下降。在当地诊断为"非淋菌性尿道炎"，经阿奇霉素等治疗，症状好转出院。期间反复发作。今年5月份再次入院检查。检查项中前列腺液见：卵磷脂小体少量／HP，白细胞++++／HP。肛门指诊前列腺饱满，质中，无压痛，中央沟存在，无结节。舌质红，苔黄腻，脉滑。诊断为慢性前列腺炎。予综合治疗。

案情解析

本案中吴先生因工作原因，致使前列腺反复充血，而诱发前列腺的慢性炎症。吴先生此案从中医角度来看归为下焦湿热不通证。通过足部按摩及中药足浴，辅以生活调养，可以通畅前列腺局部的气血运行，有助于炎症的恢复。

健足指导

按摩妙法

1 按摩肾、输尿管、膀胱反射区各3分钟，尿道、前列腺反射区各4分钟，脾、上身淋巴腺、下身淋巴腺反射区各2分钟（图4-10-1，图4-10-3）。

2 按摩腹腔神经丛、腹部淋巴结、胃反射区4分钟（图4-10-2）。

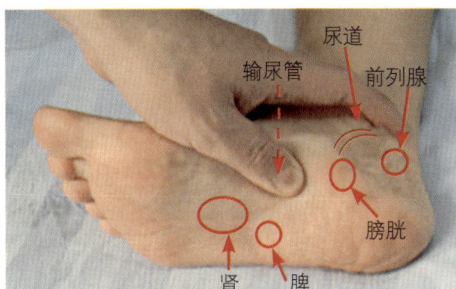

图4-10-1　按摩肾、膀胱反射区

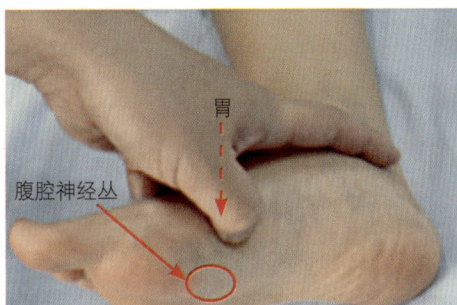

图4-10-2　按摩胃、腹腔神经丛反射区

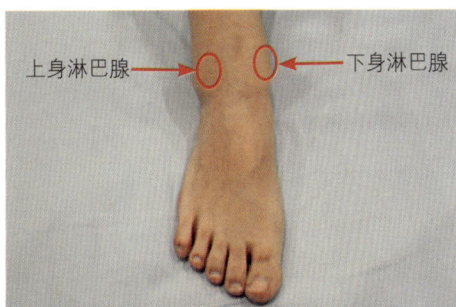

图4-10-3　按摩上、下身淋巴腺反射区

足浴暖身方

琥珀麝香水

【用法】琥珀、黄柏、胡椒、半夏各15克，麝香1克，清水煎熬取药汁，与热水一同入盆足浴。每天1次，每次40分钟。

【功效】适用于慢性前列腺炎。

生活调养

食疗

山药栗子粥

【主料】栗子去壳后，与山药、大枣、粳米同煮成粥。
【功效】补肾健脾。

日常按摩

推摩下腹部：仰卧时，双手扪在腹部，以双手指尖推摩下腹部肾经循行区域，即从肓俞穴至横骨穴来回推摩，然后向下沿腹股沟绕阴器推摩，各50次。早晚各1次。

特别嘱托

（1）会阴部避免长期受压。
（2）饮食要清淡（可选黑豆、绿豆、冬瓜），禁酒，以免引起前列腺充血。
（3）同时节制房事，可减轻前列腺充血。

第十一节　男性更年期综合征

人类不论男女，从中年向老年过渡的时候，身体的内分泌功能（特别是性腺功能）都会有相应的衰退。由于这种生理变化常常导致一系列的症状，医学上称为更年期综合征。其症状主要是自主神经功能紊乱，开始头痛、头晕、失眠、乏力，食欲减退和全身不适。后来逐渐变得抑郁，焦虑猜疑，感情脆弱，脾气粗暴，等等，有些人还会出现心血管系统功能紊乱，有阵发性的心动过速或心动过缓，心悸和心前区不适。有的人出现阵发性的面红耳赤，发热，气急和全身出汗，平时又手脚发凉发麻。有些人出现消化系统功能紊乱，如食欲减退，消化不良，便秘，腹泻和腹胀。最后有70%～80%的人性功能衰退。

身边故事

老张快六十了，今年开始觉得身体问题多了：头痛、头晕、失眠、乏力，食欲减退和全身不适。渐渐地有点焦虑猜疑，脾气粗暴，觉得儿女这不对那不对，有时候还有心跳得扑通扑通地难受。有时候面红耳赤，发热，全身出汗，平时又手脚发凉发麻，还出现了性功能衰退。大夫说这是男性更年期综合征，老张就纳闷了，怎么男的也会有这情况？

案情解析

提起更年期综合征，大多数人可能都认为这是女性专有的疾病，但是实际上，男性朋友们也会患有更年期综合征。由于男性更年期比女性发生的迟（多在50～60岁），而且不像女性有绝经的现象，另外男性更年期发病缓慢，其症状轻重不一，有的人根本没有症状，所以容易被人们忽视，认为男性没有更年期。其实男性在更年期阶段也会出现类似女性更年期的症状，称为男性更年期综合征。老张的诸多症状就显示他患有更年期综合征了。足部按摩和中药足浴能较好地缓解更年期综合征出现的诸多症状，是一个经济方便的好办法。

健足指导

按摩妙法

1 按摩肾、膀胱、输尿管反射区3分钟，然后按揉脑垂体、生殖腺、睾丸反射区3分钟（图4-11-1、图4-11-2）。

2 揉搓涌泉穴（图4-11-3）。

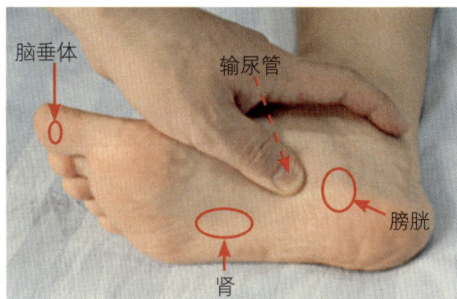

图4-11-1 按摩肾、膀胱反射区

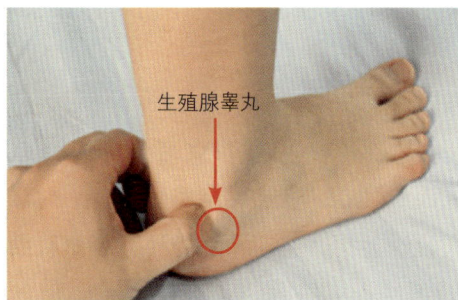

图4-11-2 按揉生殖腺、睾丸反射区

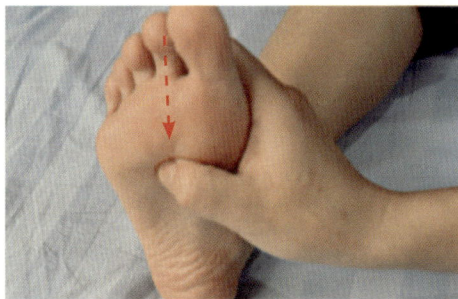

图4-11-3 搓揉涌泉

足浴暖身方

【用法】酸枣仁20克，五味子、茯苓、丹参各15克，杜仲、远志各10克，煎煮取药液，每日1~2次，每日30分钟。

【功效】益肾安神。

生活调养

食疗

静心汤

【主料】龙眼肉、川丹参各10g，加两碗水煎成半碗，睡前30分钟服用。

【功效】镇静安神。

【适应证】尤其对心血衰弱的失眠者功效较佳。

日常按摩

静坐法：选择宽松的衣服，在安静的地方静坐，使身体松静自然。

特别嘱托

　　要从心理上充分接受男性更年期，然后在这个年龄段从生活、情绪方面进行调理。

第五章　足疗驱走三高保护心脑

随着现在生活水平的提高，生活压力的增大，三高（高血压、高血糖、高脂血症）、心脑病已经成为一种常见的患病趋势。日常的调养就显得尤为重要，足疗简单易行，而且对三高、心脑病有很好的调护作用。

知晓三高诸疾之根本，固其本以抗邪气，对足疗调养疾病具有很重要的指导意义。

一、阳气固则病愈

中国古代医家很注重阳气的重要性，认为人们要保持身体的健康，应该随着昼夜长短的变化，逐步调整作息时间，去寒就暖，不轻泄阳气，不妄扰阴精，以使阴精藏于内，阳气固于外，这样才符合四时阴阳变化的根本规律，以保持身体健康。只要阳气固，就可以免受外在的风寒暑湿燥火等邪气的侵犯，少患病，患病的人如果注意固护阳气，也可以使疾病痊愈。

二、观足查健康

对糖尿病病人的诊断，病人血糖浓度高低不一样，患病时间长短不一样，在反射区上的组织变异也不一样。患糖尿病病程较长的人，其相对应的胰脏反射区可触摸到明显的条索状物。有时在胰脏反射区触摸时并无条索状物的感觉，可病人的血糖浓度却超过正常值，这在中老年人隐性糖尿病病人中多见。这时，我们还要结合关联反射区（胸椎反射区、十二指肠反射区、内侧坐骨神经反射区中段有硬块等）有无组织变异来辅助诊断，这样才能得出正确的诊断。另外从颜色上看双足足底出现类似像柿饼霜样的白色物质，则提示该人可能患有糖尿病。

双足大拇趾薄而无弹性，表示该人胰腺功能虚弱，容易患糖尿病。

足拇趾（头部反射区）皮肤呈紫色，则提示该人可能患有脑血管疾病。

诸病大多非外来之邪，乃本气之病也。本气虚，阴阳失衡，容易受外邪侵袭，则机体易患病。临床上常见的慢性病为三高等病，如控制不佳，进一步引起心脑血管疾病。这些慢性疾病足疗对其调养有很好的作用。

第一节　高血压

高血压是最常见的慢性病，中医学称为眩晕。一般理想的血压为120/80mmHg，正常血压为140/90mmHg以下。西医学认为高血压Ⅰ期为140～159/90～99mmHg，此时机体无任何器质性病变，只是单纯高血压；高血压Ⅱ期为160～179/100～109mmHg，此时有左心室肥厚、心脑肾损害等器质性病变，但功能还在代偿状态；高血压Ⅲ期为180/110mmHg以上，此时有脑出血、心力衰竭、肾功能衰竭等病变，已进入失代偿期，随时可能发生生命危险。常见症状有头痛眩晕，耳鸣，心悸气短，失眠多梦，甚至会出现肢体麻木等。

身边故事

李女士六十有余，10年前总是反复眩晕，去医院诊断为高血压，现在平时总是晕乎乎的，一直用西药控制，但是效果一直不是很好，要么有的时候太高，要么太低，并且因此导致严重的头疼和身体不适，一旦停药，血压就会上升得更严重，平时经常睡不好觉，睡着了也容易做噩梦。因半月前头晕严重去医院看病，并且伴有头和眼睛胀痛。自述平时容易着急，一着急头晕会加重，有时会有肢体震颤。医生测其血压160/100mmHg，用降压药给予控制，虽有所降低但效果不理想，主任查房了解其情况，开了几副中药配合使用，五天内发现血压平稳于130/80mmHg左右。

案情解析

李女士高血压在中医学上属于肝阳上亢型，由于急躁易怒，肝气郁结，气郁化火，阳亢风动，上扰清窍所致，治法当平肝潜阳，清火息风。西药以降压药为主，但长期滥用降压药，会促使身体的血压自我调节机制退化，并对西药产生依赖性，降压效果就会越来越差，及时使用中药可以从调节人整体状态以调节血压。足疗当以刺激足部肝经、肾经穴为主，以清泻肝火，引火归元。

健足指导

按摩妙法

1 用指揉法点揉肾、输尿管、膀胱反射区各3分钟，心、大脑反射区各4分钟，肝反射区2分钟（图5-1-1）。

2 大脚趾为血压反射区所在，用手随意上下左右旋转揉搓即可（图5-1-2）。

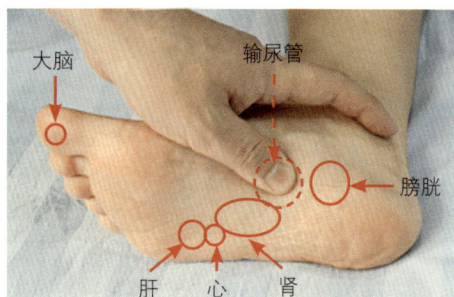

图5-1-1　按揉肾、输尿管反射区

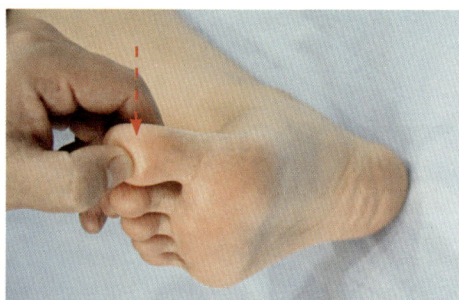

图5-1-2　按揉血压反射区

足浴暖身方

1 桑叶、桑枝水足浴

【用法】桑叶、桑枝各30克，芹菜50克。将上药水煎取药液4000毫升，备用。先熏足后浸足，每天1次。发作时每天2次，每次10～25分钟。1剂可用2~3次，10日为一疗程。

【功效】清肝降压，适用于各类高血压患者。

2　芥末水足浴

【用法】芥末100克。将上药捣碎，置塑料盆中，用滚开水约1000毫升将其冲开，备用。将双脚放于盆上，热气熏蒸脚心，水变温时再泡脚，每次浸泡双足半个小时，每天1次。

【功效】通络降压。

生活调养

食疗

芹菜粥

【主料】大米150g，芹菜70g。

【功效】平肝清热，降压降脂。

【适应证】适用于肝阳上亢的高血压、糖尿病等。此粥作用比较缓慢，需要长久服用，才可有效。《本草纲目》中言"芹菜粥：去伏热，利大小肠"，故脾胃虚弱、大便便溏者不宜食用。

日常按摩

手掌搓脚心：脚心为涌泉穴，手心为心包经的劳宫穴，手掌搓脚心，可交通心肾，水火既济，能防治失眠，对高血压也有很好的疗效。

特别嘱托

（1）注意休息，预防感冒，可参加适合自己的体育运动，如散步、太极拳等。

（2）避免辛辣刺激性或煎炸食品，限制食盐的摄入，忌烟酒。

（3）情绪不宜过于激动，保持良好的心情。

（4）保持大便通畅，保证充足的睡眠。

（5）头晕或者身体不适请及时就医。

第二节　高脂血症

高血脂症是指由于脂肪代谢或运转异常使血浆一种或多种脂质高于正常。由于脂质不溶或微溶于水必须与蛋白质结合以脂蛋白形式存在，因此，高脂血症常为高脂蛋白血症，表现为高胆固醇血症、高甘油三酯血症或两者兼有。临床上分为两类，一种是原发性，属遗传性脂代谢紊乱疾病；另一种是继发性，常见于情志不舒、过食肥甘厚味、饮酒、糖尿病、肥胖、甲状腺功能减退症、肾病综合征肾透析、口服避孕药等。一般情况下，多数患者并无明显症状或异常体征，是由于其他原因进行血液生化检验时才发现有血浆脂蛋白水平升高。中医学《黄帝内经》中"膏人"、"肥人"指的就是血脂过高的肥胖之人。中医学认为高脂血症属胸痹、眩晕、心悸、头痛等，从病机病名角度认为该病属"痰浊"、"血瘀"范畴。

身边故事

老黄今年65岁，他每天坚持运动，平时喜欢喝点酒，身体虽无不适，但是体检时还是查出血脂过高。医生告诉老黄高脂血症多因饮食不合理和不良生活习惯导致的，告诫老黄要适度饮酒，而且要注意饮食不要过于油腻。另外，医生还告诉老黄，由于年龄逐渐增长，肝脏对脂肪的运转能力下降，所以老年人更容易出现血脂增高的情况。高血脂症不加以控制会引发一系列的并发症，比如冠心病、高血压、脑血管疾病等，要高度重视。

案情解析

老黄属于无症状继发型高脂血症。由于年老肝脏脂肪代谢功能不是很好，长期饮酒导致气血津液代谢障碍，痰浊血瘀都会并存，但以痰浊内阻为主。一定要注意饮食清淡，适当饮酒，坚持锻炼。足疗应以心、脾区为主，以疏肝健脾，调节气血。

健足指导

按摩妙法

按揉肾、输尿管、膀胱反射区3分钟，然后按揉心、脾反射区各2分钟，最后揉压涌泉穴4分钟（图5-2-1，图5-2-2，图5-2-3）。

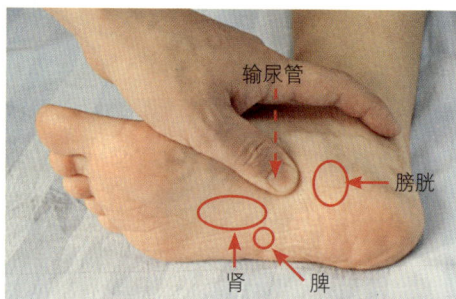

图5-2-1 按揉肾、输尿管反射区

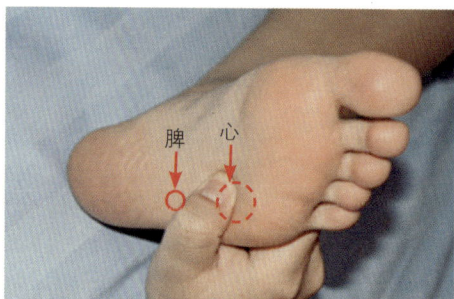

图5-2-2 按揉心、脾反射区

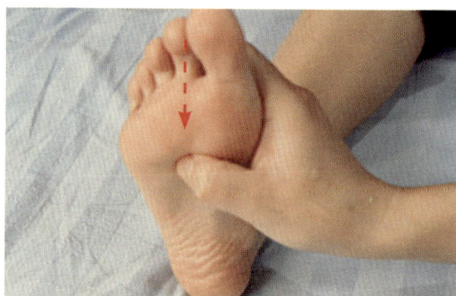

图5-2-3 推揉涌泉穴

足浴暖身方

大黄水足浴

【用法】大黄适量，清水煎煮取药液，与热水一同入盆足浴。每天1次，每次40分钟。

【功效】降脂，适用于高脂血症。

生活调养

食疗

山楂粥

【主料】山楂30~45g，大米100g。

【功效】降压通便，降脂，消食积，散瘀。

【适应证】此食疗方适用于高血压、高血脂症、食积停滞以及习惯性便秘等。因为有散瘀的作用，故孕妇勿食，而且山楂消食的作用比较大，故脾胃虚弱者不能多食。

日常按摩

早晚揉腹：可利用早上起床前和晚上睡觉前的时间，平躺在床。右手在下左手在上绕肚脐顺时针揉，稍用点力揉60次；然后左手在下右手在上逆时针揉60次。范围是顺时针由中间向外至整个腹部，逆时针时再由外向中间揉。每次揉完一般会感到头上出汗，脚心发热，很舒服。通常，持续2个月可以见到较为明显的效果。

特别嘱托

（1）限制高脂肪食物，多食高纤维蔬菜；做菜少放油，尽量以蒸煮拌为主。

（2）饮茶，戒烟限酒，优化生活方式。

（3）减少甜食，降低体重，多运动。

第三节　糖尿病

　　糖尿病临床以高血糖为主要标志，并且出现尿糖现象。常见症状有多饮、多尿、多食以及消瘦等，即"三多一少"症状。但现在很多病人没有明显的三多一少症状，经临床诊断也患上了糖尿病。糖尿病分为1型、2型糖尿病和妊娠期糖尿病。其中1型糖尿病多发生于青少年，胰岛素分泌缺乏，有典型的糖尿病的三多一少症状，必须依赖胰岛素治疗维持生命；2型糖尿病多见于30岁以后中、老年人，初期症状不是很明显，不易发现，有时会有不明原因的乏力、心慌等，是由于胰岛素作用效果低造成的；妊娠期糖尿病则通常在分娩后自愈。糖尿病若得不到有效的治疗，可引起身体多系统的损害，如会引起糖尿病性心脏病、糖尿病肾病、糖尿病眼病、糖尿病神经病变、糖尿病足等，很多病人是在并发症发生后才检查出患有糖尿病。糖尿病在中医学称为消渴，主要病机为阴精亏耗，燥热偏盛，分为上、中、下三消。肺热津伤，口渴多饮为上消；胃火炽盛，消谷善饥为中消；肾不摄水，小便频数为下消。

身边故事

　　张先生周边的很多人都患有糖尿病，但他一直身体都很好。最近他感觉自己比以前饿的快，有点疲劳乏力，有时会心慌，其太太发现裤子上的尿渍干了以后有点硬，但是并未出现多饮多尿的现象，以为是低血糖，去门诊输了两天葡萄糖疲劳乏力没有任何减轻，反而变得消瘦，眼眶都凹陷了。其女儿发现其面色不好，遂带其去医院就诊，检查结果血糖显著增高，判定其患有2型糖尿病，并且肝脏也受到一定的损害。

案情解析

　　张先生目前的病情治疗应以先控制血糖为主，中医学认为血糖偏高为阴虚为本，燥热为标，表现出一种亢奋的生理状态。足部按摩和中药足浴能有改善胰岛功能和辅助降糖，对糖尿病有辅助治疗作用。

健足指导

按摩
妙法

1　按揉肾、输尿管、膀胱反射区各3分钟，胰腺、十二指肠反射区共8分钟，甲状腺1分钟（图5-3-1，图5-3-2，图5-3-3）。

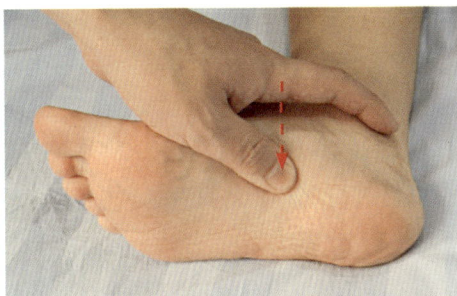

图5-3-1　按揉肾、输尿管、膀胱反射区

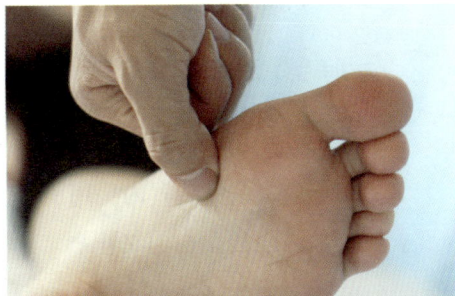

图5-3-2　按压胰腺反射区

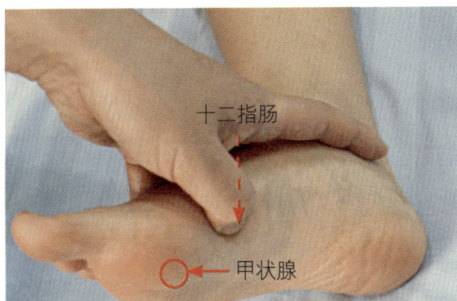

十二指肠

甲状腺

图5-3-3　按揉十二指肠反射区

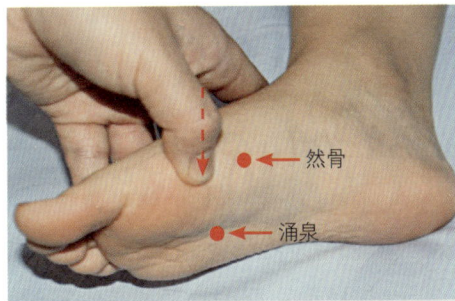

然骨

涌泉

图5-3-4　按揉甲状腺反射区

2　按压涌泉、然谷穴，以酸痛为度（图5-3-4）。

足浴
暖身方

1 柿树叶水足浴

【用法】柿树叶1把。将上药水煎，取药液，备用。将药汁放在盆内，浸泡双足。每天1次，每次20分钟。

【功效】降血糖。

2 活血方足浴

【用法】元胡10克，川芎10克，桃仁、甘草各5克，上药共研粗末，沸水冲开，放入熏蒸装置内，用熏蒸用具对患处进行熏蒸，每日2次，共30天。

【功效】滋阴活血，通络止痛。

生活调养

日常
按摩

①横推腹：用手掌的掌根自腹部一侧用力推擦至对侧，然后改用五指指腹勾擦回原处，按摩3分钟左右。

②振腹部：双手自然叠放，掌根对准肚脐，轻轻下压有规律地振动腹部5分钟左右。

③擦肾俞：用双手掌自上而下，擦双侧包括肾俞在内的腰肌2分钟左右。肾俞的位置在两侧腰眼附近。

食疗

山药薏米粥

【主料】山药40克，薏苡仁20克，大米80克。

【功效】润肺清热，健脾益气。

【适应证】此方适宜脾肺气阴亏虚，午后潮热，盗汗，咳嗽的中消消渴症（糖尿病）。虽山药补脾益气养阴，但肠胃积滞者不宜服用，薏苡仁清热利湿健脾，但性寒，胃寒者慎用。

特别嘱托

（1）进行适当有规律的运动，防止肥胖。

（2）本病除药物治疗外，注意生活调摄具有十分重要的意义，尤其是节制饮食。少食多餐，在保证机体合理需要的情况下，应该限制粮食、油脂的摄入，忌食糖类，饮食宜以适量米、麦、杂粮，配以蔬菜、豆类、瘦肉、鸡蛋等，定时定量进餐；戒烟酒、浓茶及咖啡等。

（3）保持情志平和，制定并实施有规律的生活起居制度。

第四节　冠心病

冠心病，全称是冠状动脉粥样硬化性心脏病，又称缺血性心脏病，是老年人的常见病。西医学认为，冠心病多由粥样硬化斑块引起冠状动脉管腔狭窄或闭塞，冠状动脉痉挛，导致心肌缺血性改变。血中胆固醇过高、高血压和吸烟是发生本病的主要危险因素。常见症状表现为胸腔中央的压榨性的疼痛，并可延伸至颈部、下巴、手臂和胃部，还有心悸、气短等症状；它跟心绞痛不一样，即使停止运动，或在紧张情绪消失后，还会存在。冠状动脉性心脏病发作的其他可能症状有眩晕、呼吸急促、出汗、寒战、恶心及昏厥，严重患者可能因为心力衰竭而死亡。中医学上称为胸痹，主要病机为心脉痹阻。

身边故事

老贾有30年的烟龄，是一个老烟民了，他戒了几次烟，但都未完全戒掉。近年来他又患上高血压病，最近他常有胸痛、心悸、上不来气等症状，劳累后加重，休息可稍稍缓解；睡觉的时候有时也会出现心悸、胸痛、上不来气，需要坐起来或者把枕头抬高才可以缓解。老贾及时上医院检查，医生诊断老贾患上了冠心病。

案情解析

老贾长时间吸烟，尼古丁可使血液中的"纤维蛋白原"增多，导致血液黏稠，很容易引起血液凝固与血管的异常变化，故容易患高血压和冠心病，建议老贾要逐渐戒烟。老贾嗜酒导致脾胃损伤，运化失健，聚湿生痰，阻遏心阳，心脉痹阻。应选用通阳泄浊，豁痰宣痹的药物治疗。足疗应选心脾肾反射区对症治疗。

健足指导

按摩妙法

1 按揉肾、输尿管、膀胱反射区3分钟，心反射区3分钟（图5-4-1，图5-4-2）。

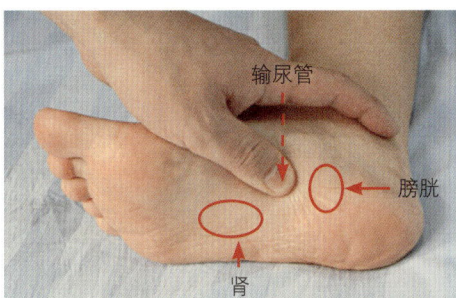

图5-4-1　按揉肾、输尿管、膀胱反射区

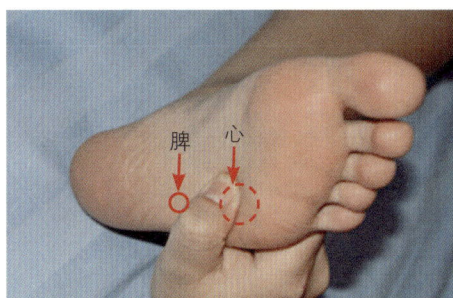

图5-4-2　按揉心、脾反射区

2 按揉甲状腺反射区4分钟（图5-4-3）。

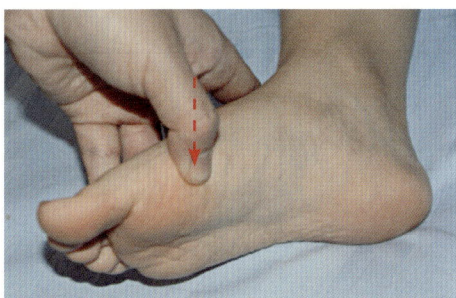

图5-4-3　按揉甲状腺反射区

3 揉搓双足足心至发热（图5-4-4）。

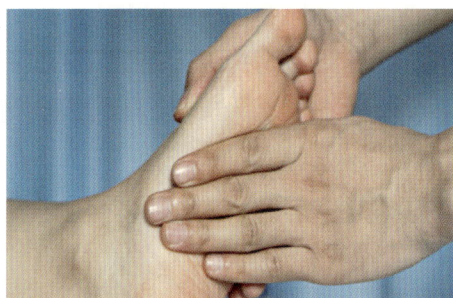

图5-4-4　搓揉足心

足浴
暖身方

二参红花水足浴

【用法】党参、丹参、红花各15克，生姜30克，煎煮取汁浴足。每天1次，每次40分钟。

【功效】活血通络。

生活调养

食疗

玉米面粥

【主料】玉米面适量。

【功效】调中开胃，益肺宁心。

【适应证】此方具有降压降脂之功效，现代研究具有防癌，预防冠心病的功效。但禁止与田螺同时食用，否则会中毒。

日常
按摩

①点揉内关（在前臂正中，腕横纹上2寸，中间两肌腱之间）：用一只拇指按压于另一只手内关穴，旋转揉动，当产生酸胀感，点揉1分钟，两手交替揉对侧。

②分擦上胸部（乳房上区域从中间向锁骨下）和两胁部，手掌要紧贴皮肤，力量和缓、均匀，分擦20次为佳。擦完后感觉上胸部皮肤微微发热即达到治疗目的。

特别
嘱托

（1）在坚持服药的同时，要坚持足疗辅助治疗。

（2）日常饮食宜清淡，生活有规律；要戒烟，少饮酒。

（3）保持心情舒畅；保证足够睡眠。

（4）有心脏不适要及时就医，以免耽误病情，造成严重后果。

第五节　中风后遗症

中风是中老年的常见病、多发病，具有发病率高、死亡率高、致残率高、复发率高以及并发症多的"四高一多"特点。患有高血压、心脏病、糖尿病并且吸烟、酗酒，血脂异常，肥胖，以及父母有中风病史的人易患中风；中风会有眩晕、肢体麻木、乏力等先兆。近年来，由于诊疗水平的提高，中风的死亡率有所降低，但致残率仍居高不下，约80%的存活者尚有不同程度的功能障碍，即中风后遗症。中风后遗症以半身不遂、口眼歪斜、言语不清或不能言语、半身麻木为主要临床表现，还有吞咽困难，思维迟钝，联想困难，记忆减退，烦躁抑郁等症状。对于中风后遗症，必须抓紧时间积极治疗。轻者仅见半身肢体力弱或活动不利，重者完全瘫痪。中医上称为痹证，病机为经络闭阻，多由外感和内伤引起。

身边故事

老王10年前出现反复眩晕，去医院诊断为高血压，半月前一直觉得右侧身体麻木无力，去医院检查诊断为脑血栓。治疗后血栓得到控制，但留下了后遗症，右侧肢体疼痛麻木，并且嘴角有点歪，还会流口水，遂去中医调理，诊断为中风后遗症，并给予汤药、针灸治疗。

案情解析

老王高血压年岁比较长，而且年龄比较大，肾精亏虚，脑血栓导致血液有闭阻，故中医选择培补肝肾、祛瘀活络治法，足疗可以选用头部和肾的反射区为主。老王发现自己肢体麻木，活动不利，及时看病并治疗，中风后遗症比较轻，专家建议有中风征兆要及时就医。

健足指导

按摩妙法

1 按揉肾、输尿管、膀胱反射区各2分钟，大脑、额窦、小脑及脑干反射区各3分钟，脾、肝、肩、肘、膝、髋关节反射区各1分钟（图5-5-1，图5-5-2，图5-5-3，图5-5-4，图5-5-5）。

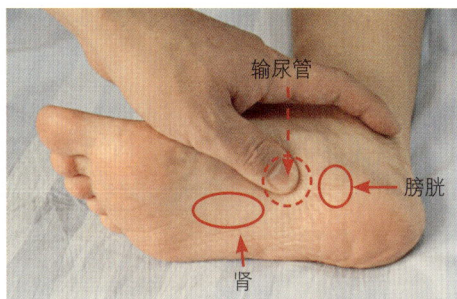

图5-5-1 按摩肾、膀胱、输尿管反射区

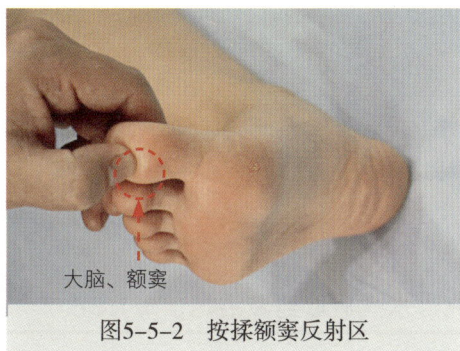

图5-5-2 按揉额窦反射区

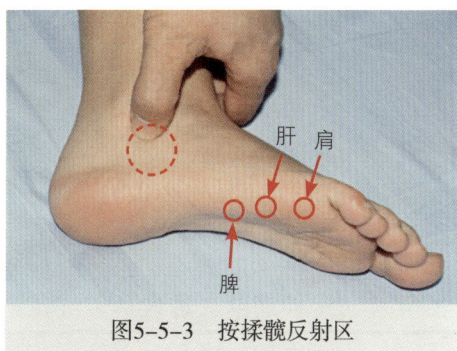

图5-5-3 按揉髋反射区

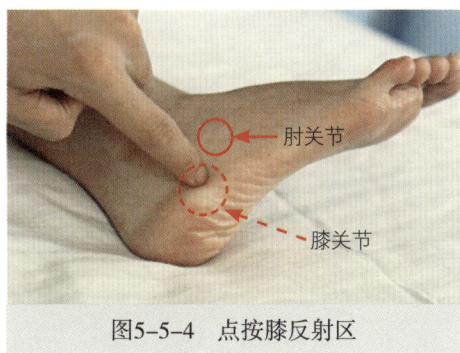

图5-5-4 点按膝反射区

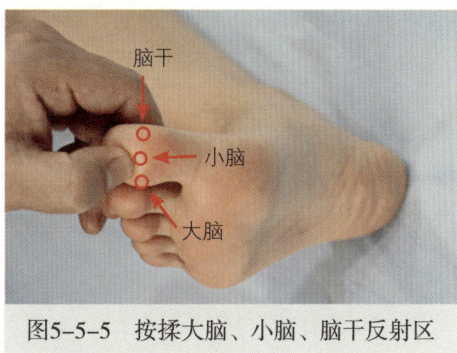

图5-5-5 按揉大脑、小脑、脑干反射区

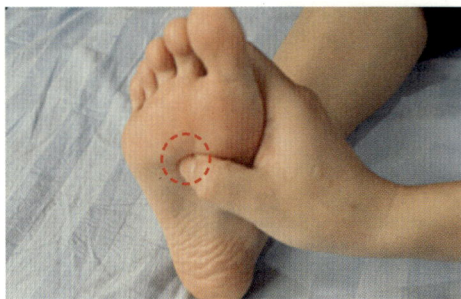

图5-5-6　按揉涌泉

2 在温水浴足时按揉涌泉穴5分钟（图5-5-6）。

足浴暖身方

1 桑树枝水足浴

【用法】桑树枝250克，嫩的最好，煎煮取汁，先熏足后泡足。每天1~2次，每次40分钟。

【功效】舒筋活络。

2 舒筋水足浴

【用法】伸筋草、透骨草、红花各10克，水煮后取药液浴足，每日3次，每次20分钟。

【功效】舒筋活络，活血化瘀，用于中风、手足拘挛者。

生活调养

食疗

桂圆红枣粥

【主料】桂圆40克，大枣20枚，大米100克。

【功效】益气养血，补养心脾。

【适应证】此食疗方适用于中风后气血亏虚，无法濡养肌肉，气血闭阻，也是日常保健常用的食疗方法，女性老年人服用最好。

日常
按摩

中风偏瘫患者可在医师指导下，由家庭成员给予按摩治疗，促进患侧肢体功能恢复。可捏拿患者患侧的四肢肌肉和后背部的肌群，捋患者的手指。每次10分钟左右。

特别
嘱托

（1）中风在急性期昏迷阶段，应积极进行西医抢救。

（2）多做功能锻炼，以促进肢体功能恢复。

（3）少食多餐，吃易消化的食物。中风后肢体活动不利胃肠蠕动不好。

（4）不要劳累，注意休息，勿抽烟喝酒。

（5）保持情绪舒畅，不要受寒。

（6）腹泻或者呕吐脱水要及时就医。

第六章　护足养老祛病延年益寿

清·喻嘉言认为"收摄肾气，原为老人之先务"，"肾中之气，易出难收"，我们现在的老年人更应该注重肾气的养护，健足养足可以增强人体的肾气，利于老年人的身心健康。

老年人养生尤为重要，足疗可以很好地达到养生的目的和疗效。

一、阳气衰则人衰

中国古代医书《黄帝内经》中记载："六七，三阳脉衰于上，面皆焦，发始白"。是指女子在42岁前后，三根阳经开始衰弱，少阳胆经衰，两鬓就开始斑白；阳明经衰，前额头发开始变白。少阳、阳明、太阳这三根经脉都开始衰老，阳气因为不能上达，全脸开始出现憔悴现象，头发也陆陆续续变白，记忆力变差。如果注意养生可以推迟。对于男子的记载则是："六八，阳气衰竭于上，面焦，发鬓颁白"。是指男子48岁前后出现两鬓斑白，这是少阳气衰的征象。可见阳气的衰竭在人体的衰老过程中起到一个很关键的作用。

二、观足查健康

老人趾甲青紫透裂直贯甲顶为中风先兆；趾甲苍白则为贫血；趾甲麻木为心血管疾病的表现。

对于老年人来说，各种疾病如耳聋、痴呆、便秘等的产生大都与先天肾气和后天脾胃之气有很大的联系，通过足疗可以得到有效改善。

第一节　老年性低血压

低血压是指体循环动脉压力低于正常的状态。由于高血压在临床上常常引起心、脑、肾等重要脏器的损害而备受重视，世界卫生组织也对高血压的诊断标准有明确规定，但低血压的诊断尚无统一标准。一般认为成年人上肢动脉血压低于12/8 kPa（90/60mmHg）即为低血压。根据病因可分为生理性和病理性低血压，根据起病形式可分为急性和慢性低血压。

身边故事

66岁的张老伯一向身体健康，但最近走路时几次突然感觉视线模糊，接着胸闷，喘不过气来，然后便倒下不省人事了。清醒后，还有想吐的感觉，过了一会儿，又好像一如往常，慢慢就恢复了。张老伯为此惶恐不安，担心自己得了不治之症。医院检查发现，他的情况可能是低血压惹的祸。

案情解析

《素问·至真要大论》说："诸风掉眩，皆属于肝"；《灵枢·海论》说："髓海不足，则脑转耳鸣，胫酸眩冒。"《临证指南医案·眩晕门》指出高年眩晕，是上实下虚，肾气衰，不能摄纳，肝风动，清窍渐蒙所致。在日常生活中，大部分人都能够认识到高血压病对身体危害很大，低血压病却没能引起人们的重视，尤其是老年性低血压。如果张老伯没有注意日常自我调护，将是十分危险的。据统计，65岁以上的老年人中老年性低血压者约占20%。老年性低血压不仅可引起心脑血流灌注不足，严重者还可能引起心绞痛、脑中风。

健足指导

按摩妙法

1 按揉肾、肝反射区各4分钟，最后按揉肾上腺、大脑、脾、内耳迷路反射区各2分钟（图6-1-1，图6-1-2，图6-1-3）。

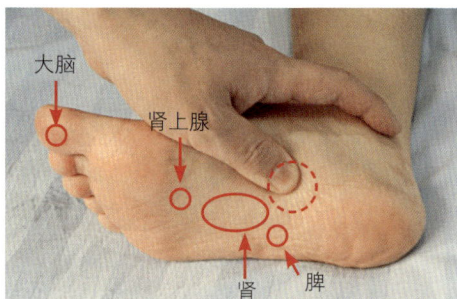

图6-1-1　按摩肾、肾上腺、脾反射区

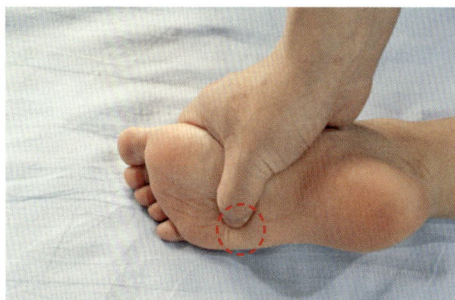

图6-1-2　按揉肝反射区

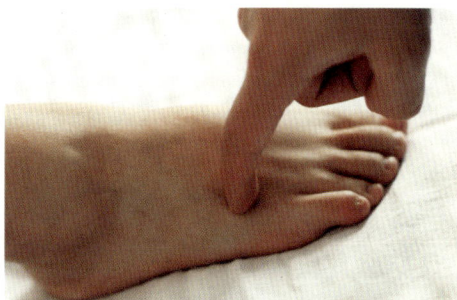

图6-1-3　按压内耳迷路

足浴暖身方

1 **黄芪升压汤**

【用法】黄芪30克，水煎取汁，倒入浴盆中，先熏双足，待温度适可时足浴，每日1次，每次10~30分钟，每日1剂，连续10~15天。

【功效】适用于脾胃虚弱型低血压。

2 **附子桂枝汤**

【用法】附子、桂枝各10g，将上药水煎取汁，倒入浴盆中，先熏双足，待温度适可时足浴，每日1次，每次10~30分钟，每日1剂，连续10~15天。

【功效】适用于脾肾阳虚型低血压。

生活调养

食疗

①酸枣仁、茯神各15克，远志6克，煎煮，每日1剂。

②粳米50克，清水800毫升，文火煮至半熟，倒出米汤，加入牛奶500毫升与白糖适量，共煮粥，分1～2次空腹服用。

③太子参15克，淮山药10克，薏苡仁20克，莲肉15克，红枣10枚，糯米50克，白糖适量，共煮粥，每日早晚各服1次。

日常按摩

①用拇指按压双手掌心中央的"心包区"3～5分钟，每天1～3次。

②用拇指分别按压双手"神门穴"（掌心"手腕线"下小指侧）、"大陵穴"（掌心"手腕线"下面中央）、"血海穴"（膝部髌内上缘上2寸）与"三阴交穴"（内踝尖上3寸，胫骨后）各3～5分钟，每天1～3次。

特别嘱托

（1）由于老年人的活动场所主要在家中，因而做好家庭护理至关重要。一般热水洗浴可引起血管扩张，老年人洗浴时要事先准备好浴垫或木椅，坐在椅子或浴垫上洗浴，以避免在洗浴时发生低血压。

（2）日常活动时应少站立，少弯腰；弯腰后突然站立时，老年人由于调节功能下降，也易发生低血压。

（3）另外，老年人常合并有高血压、冠心病、抑郁症等，用药不当会诱发药物性低血压，因此，老年人应在医师指导下用药，且选用药物作用缓慢的长效制剂为宜，不宜选用药性峻烈的药物。

第二节　老年性皮肤瘙痒症

老年性皮肤瘙痒症是一种与季节、天气、冷热变化和机体代谢的变化有密切关系的皮肤病，常见于中老年人，容易在冬天发病。

身边故事

小李的老爸李某今年76岁，皮肤瘙痒反复发作差不多5年了，尤其是在冬天更加难以忍受，经过中西药治疗，疗效不显著。半月前泡洗温泉水后，瘙痒更加严重了。现在全身皮肤瘙痒，特别是背部和四肢，还一阵一阵的，晚上彻夜难眠。皮肤还干燥，抓的血痕累累，家里人看着都特别心疼。

案情解析

老年性皮肤瘙痒症是一种与季节、天气、冷热变化和机体代谢变化有密切关系的皮肤病。此病多见于60岁以上的老年人。因为老年人一般都皮肤萎缩、变薄、汗少、干燥，又缺乏皮脂润滑。本病虽不属于严重疾患，但因其发作时瘙痒难忍，常常影响工作和生活。本病的发生有内、外两种因素。内在原因有气血虚弱、卫外失固、气滞血瘀、血热内蕴等。小李的老爸是因为受外环境冷热变化的刺激，诱发瘙痒变得更加严重。泡洗温泉，使本来就枯燥的皮肤失去了皮脂的滋润。足疗当刺激足部的肝、肾等反射区以祛风止痒、滋阴养血。

健足指导

按摩妙法

1 按揉肾、膀胱，刮擦输尿管反射区各3分钟，按揉甲状腺、脾、上身淋巴结反射区各2分钟，然后按揉肝、肾上腺反射区各2分钟（图6-2-1，图6-2-2，图6-2-3）。

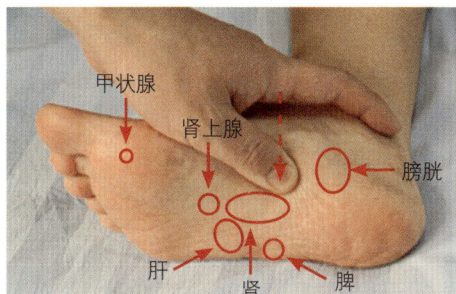

图6-2-1 按揉肾、膀胱反射区

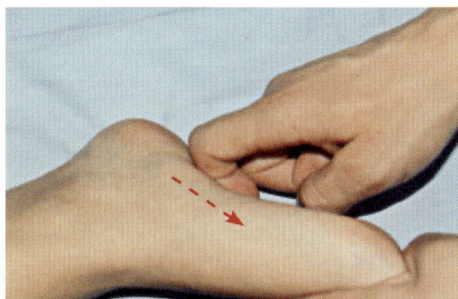

图6-2-2 食指勾刮输尿管反射区

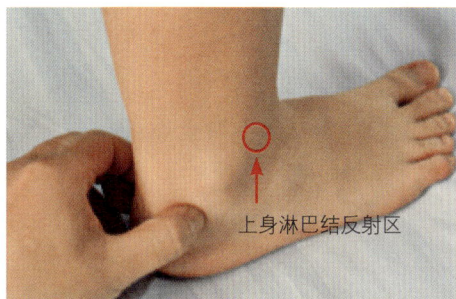

图6-2-3 按压上身淋巴结反射区

2 拇指指腹置于三阴交穴上，其余四指置于该穴外侧面（即悬钟穴及其上下处），拇指用较重力量扣按，每隔20秒钟放松数秒钟，反复扣按2～3分钟，以局部出现酸胀感为宜（图6-2-4）。

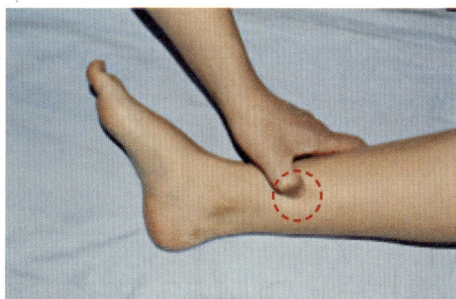

图6-2-4 按压三阴交

足浴
暖身方

1 参鲜蛇草防风水

【用法】苦参、白鲜皮、蛇床子、紫草、防风各10克，水煎取汁，放入浴盆中，待温时足浴，每日2次，每次10～30分钟。

【功效】祛风燥湿止痒。

2 蒺藜首乌水

【用法】刺蒺藜、何首乌各20克，研为细末，装瓶备用。每晚洗浴后，取药末适量，加米醋少许调为稀糊状，外敷于双足心涌泉穴，敷料包扎，胶布固定，每晚贴敷，次晨取下。

【功效】祛风养血止痒。

生活调养

食疗

1 桃仁高粱粥

高粱米1000克、桃仁100克，也可按10∶1搭配，煮粥，一天2次食用。

2 黄芪血藤瘦肉汤

黄芪30g，鸡血藤15g，猪瘦肉150g，调味品适量。将诸药择净，放入药罐中，加入清水适量，浸泡5～10分钟后，水煎取汁，加猪瘦肉煮熟后调味服食。每日1剂，可益气养血，祛风止痒。

3　芪归羊肉汤

黄芪30g，当归10g，羊肉1000g，调味品适量。将诸药择净，布包；羊肉洗净，切块，与药包、调味品同放入锅中，加入清水适量，文火炖熟服食。每3日1剂，可益气养血，祛风止痒。

日常按摩

按摩，自己用手按压以下穴位，每穴50下，一日早晚2次。血海（在髌骨内上缘2寸）、合谷（手背，第一、掌骨之间，用一只手的拇指第一个关节横纹正对另一手虎口边，拇指屈曲按下，其指尖所指处就是合谷穴）、曲池（屈肘，成直角，肘横纹外侧端）、足三里（外膝眼直下3寸）。

特别嘱托

（1）老人洗澡次数不要过多，一般平均每周1次为宜；水温应保持在50℃左右；不要使用碱性大的肥皂或药皂，应选择中性护肤浴皂。

（2）在饮食方面，注意营养均衡：素食为主，但脂肪能产生热量帮助人们抵御寒冷，并能使皮肤得到滋润。所以应该适当地摄取脂肪。

（3）积极治疗引起瘙痒的原发疾病，如内分泌疾病、过敏性疾病、糖尿病部分肿瘤等。

（4）避免过度搔抓局部，以免抓破后继发感染。

第三节　老年性痴呆

老年性痴呆是一种起病隐匿的进行性发展的神经系统退行性疾病，又称阿尔茨海默病。是指老年人因各种原因引起手足麻木、感觉迟钝、精神呆滞、行动不便等症状，临床上中晚期可出现失语、失用、失认、视空间技能损害、执行功能障碍以及人格和行为改变等全面性痴呆表现为特征，病因迄今未明。

身边故事

赵先生以前自我感觉记忆力还行，上学那时背诵课文可以说没问题，中年时经常吃核桃，感觉也一直很好，而如今刚退休一年多，突然觉得记忆力不如以前了，背诵一些知识都很难记忆进脑子似的，连买菜时基本的算术都不能算出结果。赵先生为此很烦恼，脾气都变得比较暴躁了。

案情解析

中医学很早就有本病的记载，明·张景岳首先提出"痴呆证"，清·陈士铎《辨证录》中立"呆病名"专篇论述。老年性痴呆多发在老年期（男性65岁以后，女性55岁以后），女性较男性为多见。老年性痴呆发生的常见原因是老年人增龄性衰老、精血不足、肝气不舒、络脉瘀滞等。赵老先生由于退休后情绪的变化，导致记忆力的衰退，属于比较轻的阶段，老先生想知道吃什么能够提高记忆力，其实记忆力的提高不光可以通过食物，足部治疗也能达到健脑的效果。

健足指导

　　按摩头部、肾区、肝区、脾区、足部反射区3分钟，并着重按摩足部太冲穴（位于足背侧，第一、二跖骨结合部之前凹陷处）（图6-3-1，图6-3-2，图6-3-3，图6-3-4）。

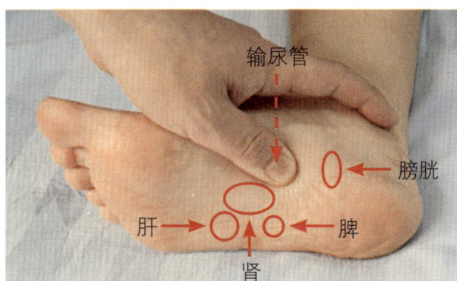

图6-3-1　按揉肾、输尿管反射区

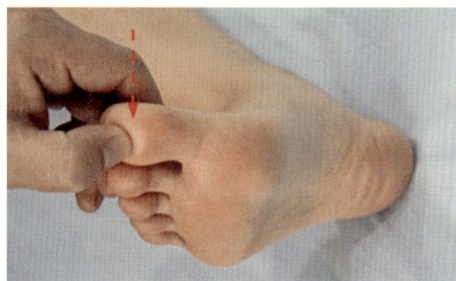

图6-3-2　按揉头部反射区

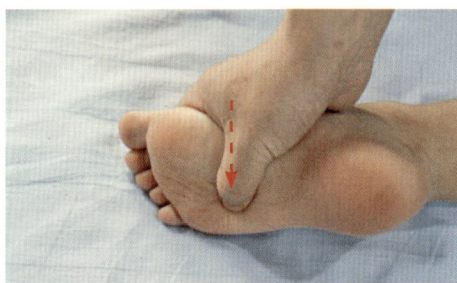

图6-3-3　按揉肝反射区

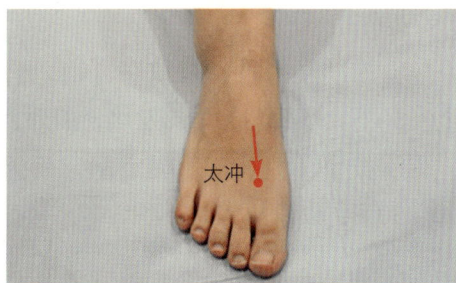

图6-3-4　按摩太冲穴

　　【用法】银杏叶25克、黄芪15克、远志10克、益智仁15克。煎煮后浴足，每
　　　　　日1次，每次25分钟。

　　【功效】补肾健脑。

生活调养

食疗

黑芝麻粥

【主料】核桃仁50克捣碎，黑芝麻25克（捣碎），加水适量，煮粥，时时食。

【功效】滋补肝肾，填髓益脑。此食疗适用于老年性痴呆肾精不足型。

日常按摩

①按摩耳廓：双手握空拳，用拇指和食指沿耳廓上下来回按摩，直至耳廓充血发热。

②下拉耳垂：用双手拇指和食指捏住耳垂向下拉，手法由轻到重，每次15～20下。

③推摩耳根：食指放在耳前，拇指放在耳后沿耳根由下向上推摩，每次40～50下。推后感觉耳部发热，面部、头部也会有发热的感觉。

④按摩耳腔：双手握空拳，用拇指和食指在耳腔内上下来回按摩，每次20～30下，以发热为佳。

特别嘱托

（1）老年人的生活应有规律，如早睡早起、饮食定时定量。

（2）积极参加社会活动，发挥余热。退休人员可参加公益活动，陶冶性情。

（3）重症患者的饮食、洗漱、二便等行动均需有专人护理，以避免意外伤害。

第四节 老年性便秘

老年人便秘属于虚秘，是指老年人排便间隔时间超过48小时，且大便干燥或大便不干而艰涩不畅的一种病证。主要表现是排便次数减少和排便困难，许多患者的排便次数每周少于2次，严重者长达2～4周才排便1次。便秘是老年人的常见病，本病常继发于其他慢性病，也可诱发或加重其他疾病，如痔疮、脑血管病等。

身边故事

胡奶奶因患有高血压，经常习惯性便秘。奶奶说只要一天不大便，肚子就会像鼓一样，胀的整个人很难受，上次由于四五天没有大便，突然晕厥，通过打针输液才得以缓解。便秘已经严重影响了胡奶奶的日常生活，她为此感到十分苦恼。

案情解析

老年人便秘的常见病因为气血阴阳虚衰、瘀热内结等。老年人增龄性虚衰或因疾病而使气血阴阳虚损，肠道失润，传导涩滞而成便秘，胡奶奶就是典型的气血阴阳虚衰导致的经常老年性便秘。作为老年人的常见病，便秘影响的不仅仅是平时的起居生活，便秘合并高血压者易出现心脑血管病。因此胡奶奶的便秘属于本虚标实，应该从根本上治疗，结合胡奶奶的身体状况，给予足疗的建议。

健足指导

按摩妙法

按摩胃、十二指肠、肾、大肠反射区2分钟（图6-4-1，图6-4-2，图6-4-3）。

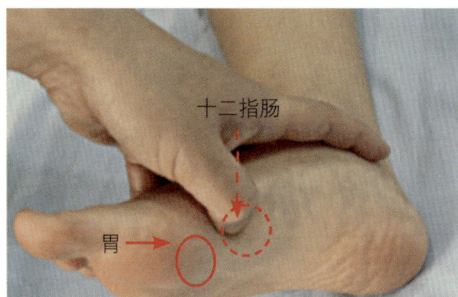

图6-4-1　按揉十二指肠反射区

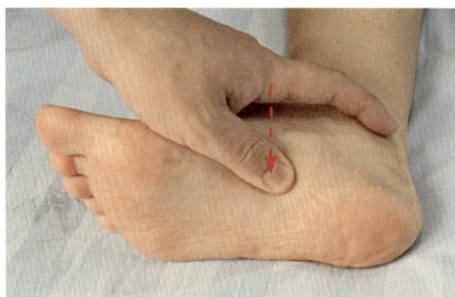

图6-4-2　按揉肾反射区

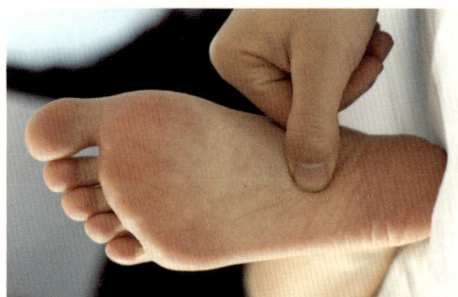

图6-4-3　按揉大肠区

足浴暖身方

养胃汤

【用法】山药20克，扁豆20克，薏苡仁15克，煎煮后浴足，每日1次，每次25分钟。

【功效】健脾益气养胃，养血润燥。

生活调养

食疗

百合羹

【主料】百合250克、蜂蜜适量。将百合加适量的清水煮成糊状，然后加入蜂蜜拌匀后即成，每日1次。

【功效】此羹具有润燥滑肠的作用，适于因肠燥津亏引起的便秘者食用。

日常按摩

以肚脐为中心，正反揉摩旋转各100下。

特别嘱托

（1）避免久坐，平时应经常散步，锻炼身体。

（2）避免情志刺激，保持心情愉悦。

（3）饮食规律，少吃油炸、辛辣、寒凉、生冷食物，多喝水。

第五节　前列腺肥大

前列腺肥大，又称前列腺增生，是中老年男性常见疾病之一，随全球人口老年化发病日渐增多。前列腺增生的发病率随年龄递增，但有增生病变时不一定有临床症状。城镇发病率高于乡村，而且种族差异也影响增生程度。

身边故事

小夏的父亲82岁了，患有前列腺增生十几年了，经常有尿急、尿频、排尿困难等症状，且伴有尿痛。父亲经常去医院做检查，以防病情加重，问之做过什么检查，老先生表示没有注意，但能确定是前列腺增生，随着父亲年龄的增加，老先生活动很是不便，不能经常去医院，所以特意来咨询中医是否有好办法。

案情解析

有关前列腺增生的发病机制研究颇多，但病因至今仍未能阐明。小夏父亲的前列腺增生症状很典型，尿急、尿频、排尿困难且伴有尿痛。随着下尿路梗阻加重，症状会更加明显。临床症状包括储尿期症状，排尿期症状以及排尿后症状：①储尿期症状：尿频、夜尿增多。②排尿期症状：排尿困难、小便分叉。③排尿后症状：尿不尽、残余尿增多。老先生如果能做一些足底的按摩，会减少其痛苦。

健足指导

按摩
妙法

　　按揉肾、膀胱、输尿管反射区各3分钟，同时按摩足少阴肾经的足部穴位如涌泉穴各2分钟。具体操作手法：足少阴肾经的足部穴位从足小趾下按摩，斜行至足心（涌泉穴），再至舟骨粗隆之下，沿内踝后缘，按摩至足跟（图6-5-1，图6-5-2）。

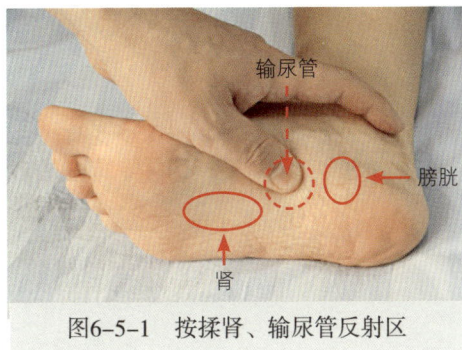

图6-5-1　按揉肾、输尿管反射区

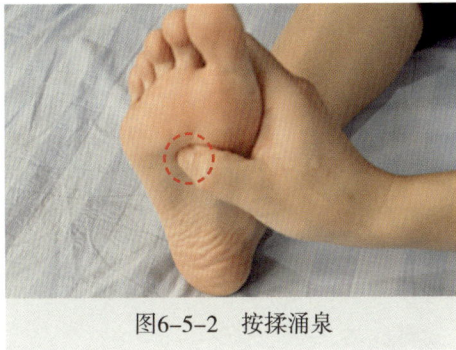

图6-5-2　按揉涌泉

足浴
暖身方

银翘公英汤

【用法】金银花、连翘、蒲公英、灯心草、皂角刺、泽泻各15克，煎煮取药液浴足，每日1次，每次30分钟。

【功效】清热解毒，消肿散结。

生活调养

食疗

桃仁羹

【主料】巴戟天15克，胡桃仁20克，炖熟，调味服食，每周可用2~3剂。

【功效】补肾壮阳，祛风除湿，活血祛瘀。

日常按摩

揉按关元穴：仰卧，双手重叠按于关元穴（位于脐下3寸），左右旋转按揉各30次。用力不可过猛，速度不宜过快。

特别嘱托

（1）避免劳累，保持良好作息规律。

（2）避免局部受寒，注意局部保暖。

（3）避免情绪波动，保持心情舒畅。

第六节　老年性尿失禁

尿失禁是老年人的常见疾患，近年来已愈来愈受到重视。老年性尿失禁是老年人各种疾病所致尿失禁的总称。随着年龄的增长，尿失禁发病率会相应增高。事实上老年人尿失禁原因很多，其中有很多原因可以控制或避免。尿失禁不是衰老的正常表现，也不是不可逆的，应寻找原因，采取合理的治疗方法。

身边故事

小孙的母亲今年76岁了，有个幸福的家庭，儿女非常孝顺，身边的朋友都羡慕他，直说他是有福之人。但是这几天每天老太太都要换好几条裤子，引起小孙的注意。小孙几番询问，母亲才说经常不由自主地尿裤子，因为患者羞于启齿，所以一直没有给女儿说。小孙表示虽然尿失禁不会直接威胁母亲的性命，但是已经严重影响了她的生活质量。

案情解析

尿失禁可以发生在任何年龄及性别，多发于老年女性，尿失禁已经严重影响小孙母亲的正常生活和心理健康。老年性尿失禁的常见原因以内伤为主，如老年肾亏、肾与膀胱虚冷、郁怒忧思、劳伤瘀血等。老年性尿失禁的病位在膀胱，与肾的关系密切。肺主气，通调水道，下输膀胱，肺虚治节失司则膀胱不约；脾主运化，脾气不足，中气下陷，水液无制而自溢；肾主水，肾虚下寒，不能温化水液而小便不禁。可见，尿失禁与肺、脾、肾关系密切。

健足指导

按摩妙法

采用全足按摩，敏感反应点加强的方法，在足浴时施行具有更好的效果。按摩肺、肾、肾上腺、胃、膀胱、生殖腺反射区各2分钟（图6-6-1，图6-6-2，图6-6-3）。

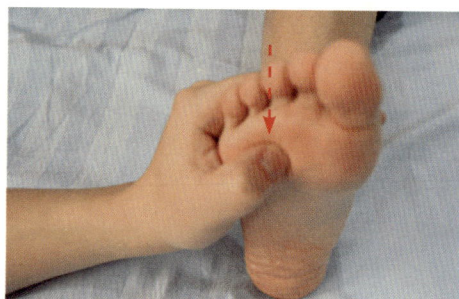

图6-6-1　按揉肺反射区

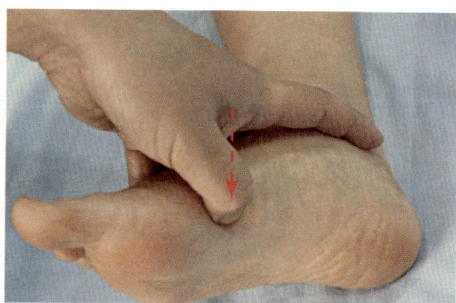

图6-6-2　按揉胃反射区

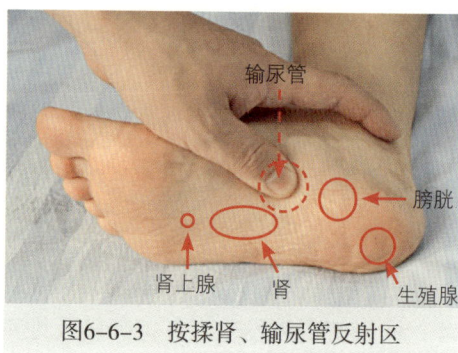

图6-6-3　按揉肾、输尿管反射区

足浴暖身方

绿茶花椒水

【用法】花椒100克，绿茶50克，米醋250克，煎煮后浴足，每日1次，每次20分钟。

【功效】温暖下元，强健腰肾，聪耳明目。

生活调养

食疗

大枣茶

【主料】枸杞子20克，大枣4枚。加适量水煎汁，代茶饮。

【功效】滋补肝肾，补中益气，此食疗用于年老肾虚型的尿失禁。

日常按摩

按摩关元穴（脐下3寸）、气海穴（脐下1.5寸）10分钟，可缓解尿失禁，并有补肾补气之功。

特别嘱托

（1）注意休息，保持心情舒畅，避免精神刺激。

（2）有特殊疾病的需及时就医，以免耽误病情。

第七章

察足护儿托起祖国明天

　　小儿足疗在我国有悠久的历史,《肘后备急方》《千金要方》《外台秘要》等古籍对此就已经有记载。小儿足疗法是以中医基础理论为指导,以刺激小孩足部反射区为手段,以预防、治疗儿科常见病证及儿童保健为目的的一种中医外治法。可以让宝宝少吃药、不吃药,减少药物对宝宝内脏等器官的损害,符合当今医学界推崇的"无创伤医学"和"自然疗法"的要求。

　　孩子从初生到成年,处于不断生长发育的过程中,无论在形体、生理、病理等方面都与成人有所不同,年龄越小,差异越显著。因此,不能简单地把孩子看成是成人的缩影。

　　孩子的生理特点主要表现为:

　　(1)脏腑娇嫩,形气未充。小儿时期机体各器官的形态发育和生理功能都是不成熟和不完善的,五脏六腑的形和气都相对不足,尤其以肺、脾、肾三脏更为突出。

　　(2)生机蓬勃,发育迅速。由于脏腑娇嫩,形气未充,所以在生长发育过程中,从体格、智力以至脏腑功能均不断向完善、成熟方面发展,年龄越小,生长发育的速度也越快。

　　孩子的病理特点主要表现为:

　　(1)发病容易,传变迅速,年龄越小越突出。由于小儿对疾病的抵抗力较差,加上寒暖不能自调,乳食不知自节,一旦调护失宜,则外易为风、寒、暑、湿、燥、火等六淫之邪所侵,内易为饮食所伤,因此外感时邪和肺、脾二脏更为相关。为饮食所伤,可出现积滞、呕吐、泄泻等,而且小儿患病又容易出现高热、惊风等症。

　　(2)脏气清灵,易趋康复。儿科疾病在病情发展、转归过程中,虽有传变迅速、病情易恶化的一面,但小儿为"纯阳之体",生机蓬勃,活力充沛,脏气清灵，反应敏捷，且病因单纯，又少七情的伤害。因此，在患病以后，经过及时恰当的治疗及护理，病情好转比成人快，容易恢复健康，即使出现危重证候，只要分秒必争，全力以赴，积极进行各种综合措施的抢救，预后也往往是较好的。

总之，儿童疾病中寒热虚实的变化，比成人更为迅速而错综复杂。所以对儿童疾病的诊治必须强调辨证清楚、诊断正确、治疗及时。

一、小儿稚嫩易受邪

小儿属于稚阴稚阳之体，所谓"稚"就是幼小，因此比较娇弱。从五脏六腑来看，更能体现：肺气不足，导致婴幼儿易发生感冒、咳嗽等呼吸系统疾病；脾阳肾阳不足，容易怕冷、腹泻；心气不足，容易受惊吓等。足作为人体重要的器官，从小就应该加强保护，要保证足部的清洁、温暖、舒适，更可以通过足浴与足底按摩治疗小儿疾病，以免去小儿吃药、打针的痛苦，健健康康地让宝宝成长！

二、观足查健康

小儿足底颜色发白一般可能是受寒、贫血；颜色发红或紫色一般提示身体有热，血液循环受影响；颜色为黄色或为肝胆疾病，或为肠胃失调，或为脾虚所致等。

小儿足部按摩疗法更能促进儿童身体及神经系统的发育，保证小儿气血充盈，饮食不偏，食欲旺盛，发育正常，开发小儿智力，帮助孩子健康与成长。通过足部按摩刺激小孩足反射区治疗婴幼儿哭闹、夜啼、痱子、流鼻血、感冒、咳嗽、遗尿等多种小儿先天不足与后天失调疾病，能起到很好的效果。

第一节　哭闹

婴儿哭闹是情绪变化和生理变化的一种外在反映，凡引起身体不适或疼痛的任何疾病均可致婴儿哭闹。腹泻、食欲不振、体温升高、流涕、鼻塞、呼吸急促、咳嗽均可引起哭闹。

身边故事

邻居小芳家里去年添了个可爱的小宝宝，出生后宝宝一直都很乖，也爱笑，所有大人都很喜欢。但是近一周开始，宝宝只要睡觉的时候就开始哭闹，一直闹到睡着，几乎每天都这样，之前还用安抚奶嘴哄下她，现在她连安抚奶嘴也不吃了，哭得撕心裂肺，全家人都跟着一块儿揪心。

案情解析

宝宝除了因为饥饿、尿布潮湿、排便等正常理由通过哭闹让大人知道他的要求外，没有任何明显原因引起的啼哭、不安静也同样都属于哭闹。中医学认为小儿肝脾不和致肠胃运化失常，或心经有热均可引起小儿感觉异常，出现哭闹。我们可通过疏肝健脾、清心调肠进行相应治疗。足疗不仅可以治疗宝宝身体的不适，而且可以通过按摩对宝宝进行爱抚，使他从心底感受到父母的关爱，消除他的不良情绪。

健足指导

按摩
妙法

1 轻手法揉搓小儿涌泉穴，微微发热，直到小儿哭闹停止为止（图7-1-1）。

2 因小儿脚很小，用手指轻搓小儿十趾（图7-1-2）。

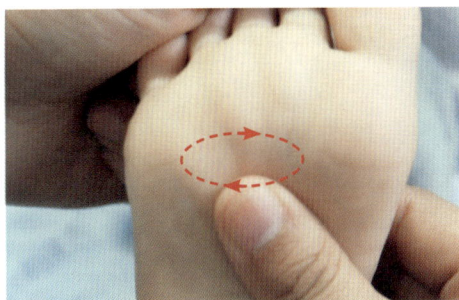

图7-1-1 按揉涌泉

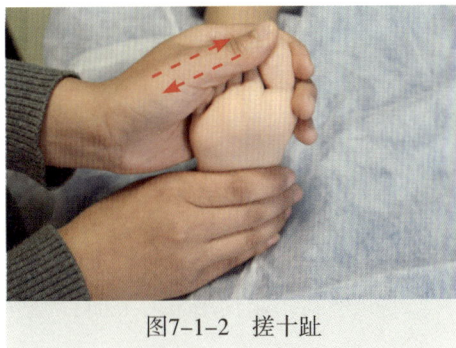

图7-1-2 搓十趾

足浴
暖身方

足浴

【用法】用温热水擦拭小儿足底。

【功效】安神。

生活调养

食疗

葱白粥

【主料】米100克，葱白100克，醋5克。

【功效】温阳散寒，健脾和胃。

【适应证】此食疗方适用于脾脏虚寒所致小儿哭声低弱，兼面色㿠白，怕冷，四肢不温，胃口不佳。

日常按摩

小儿平躺，家长用掌心顺时针摩腹、揉脐各3分钟。

特别嘱托

（1）注意保暖，不要轻易脱去小儿衣物。

（2）小儿饮食应定量，不能完全由着小儿喜好过度进食。

第二节　夜啼

夜啼是指小儿每到夜间间歇啼哭或持续不已，甚至通宵达旦。民间俗称"夜哭郎"。夜啼多见于半岁以内的婴儿，以新生儿更为多见。小儿夜啼的原因很多，有的是因营养过多而运动不足，这样的小儿精神容易亢奋；有的小儿因为怕黑，太阳一下山，他就啼哭起来；也有的是因为饥饿，或被子盖得太热，或受凉而啼；有的小儿是由于衣着不适或尿布潮湿刺激皮肤等。

身边故事

隔壁小王家里有一个可爱的小宝宝，近一周开始，宝宝晚上睡觉本来好好的，一到半夜就开始哭，一直哭到再次睡着，哭得撕心裂肺，全家人都特别担心。

案情解析

对于夜哭的小儿，首先要找一找原因，是饿了，还是渴了；是被子蹬掉了，还是尿布潮了。中医学认为由于心火亢盛，阴不敛阳，故夜间不寐而啼哭不宁，彻夜啼哭之后，阳气耗损，无力抗争，故白天入寐；正气未复，入夜又啼，周而复始，循环不已。而肾主惊，心藏神，小儿神气怯弱，智慧未充，若见异常之物，或闻特异声响，而致惊恐。惊则伤神，恐则伤志，致使心神不宁，神志不安，寐中惊惕，因惊而啼。足浴和足底按摩是治疗小儿夜啼行之有效的方法，几百年来，一直在民间广为流传，并积累了丰富的经验。按摩以安神宁志的方法为主，适当配合一些理气消导的操作方法。

健足指导

按摩妙法

1 轻手法揉搓小儿涌泉穴，微微发热，直到小儿哭闹停止为止（图7-2-1）。

2 因小儿脚很小，用手指轻搓小儿十趾（图7-2-2）。

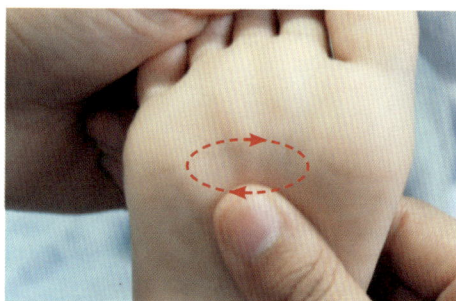

图7-2-1 按揉涌泉

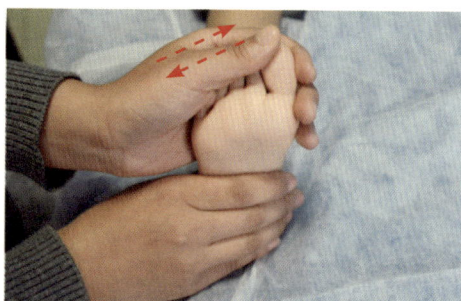

图7-2-2 搓十趾

足浴暖身方

百合合欢花茶

【主料】百合9克、合欢花15克，煮水，用小儿可以适应的温度浴足，在此过程中揉擦小儿足心，微微发热为止，每次10分钟为度。

【用法】用小儿能适应的温度浴足，在此过程中揉擦小儿足心，微微发热为止，每次10分钟。

【功效】安神。

生活调养

食疗

水果山药

【主料】山药500克，鸭梨、苹果、橘子、圣女果、猕猴桃等适量。山药及各种水果混合榨汁，加热食用。

【功效】清肝健脾。

【适应证】此食疗方适用于脾虚肝旺所致入夜啼哭，哭声无力，烦躁叫扰，辗转不安。

日常按摩

①按揉小儿腕横纹神门穴、头顶百会穴各1分钟。

②按揉小手心儿100次。

③清心经、肝经各50次。

特别嘱托

（1）在保证宝宝正常睡眠时间的前提下，尽量不要让宝宝白天睡觉时间过长，以免夜晚很有精神。

（2）判断啼哭的原因并加以纠正：小儿是否饥饿、口渴、冷、热、尿布湿了、衣着不适、周围环境嘈杂。

第三节　痱子

痱子是由于在高温闷热环境下，出汗过多，汗液蒸发不畅，导致汗管堵塞、汗管破裂，汗液外渗入周围组织而引起。主要表现为小丘疹、小水泡。好发于夏季，多见于排汗调节功能较差的儿童。由于瘙痒而过度搔抓可致继发感染，发生疖或脓肿。

身边故事

在炎热的夏天，相信好多宝宝都被痱子困扰着吧，梅梅家宝宝也不例外。宝宝长痱子一个多月，期间用过艾叶泡水洗澡，一天2~3次。还有用AAA痱子水，洗澡后给宝宝涂上。宝宝金水放在洗澡水里也用过。可是在这期间宝宝的痱子虽然有所好转，但总是反复的生长，一边好，一边长，宝宝的额头、脖子、小屁屁上面一片红红的，妈妈看了真心痛，而宝宝自已也是痒得很，妈妈一天比一天着急。

案情解析

痱子是夏天最多见的皮肤急性炎症，是由汗孔阻塞引起的，多发生在颈、胸背、肘窝、腘窝等部位，小孩可发生在头部、前额等处。初起时皮肤发红，然后出现针头大小的红色丘疹或丘疱疹，密集成片，其中有些丘疹呈脓性。生了痱子后剧痒、疼痛，有时还会有一阵阵热辣的灼痛等表现。小儿生痱子容易引起情绪烦躁，爱哭闹，睡眠质量不好，从而导致小儿其他疾病，因此一定要重视。中医学认为痱子是由湿郁腠理、热蕴肌肤，肌肤腠理不得发泄所致。治疗主要是健脾祛湿，清热止痒。足疗对治疗小儿痱子有很不错的疗效。

健足指导

按摩妙法

揉搓足心至微微发热，然后揉压肺、脾反射区3分钟（图7-3-1，图7-3-2）。

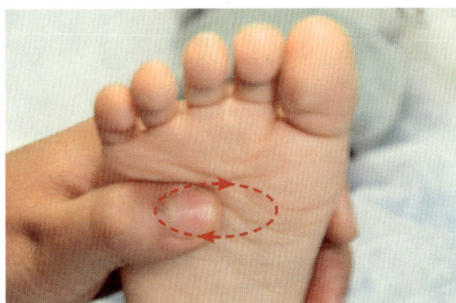

图7-3-1 揉压肺反射区

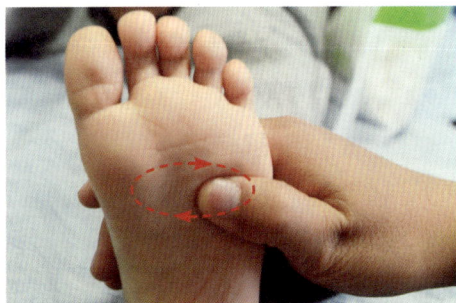

图7-3-2 揉压脾反射区

足浴暖身方

金银花水

【用法】金银花25克煮汤浴足，每日1次，每次15分钟。

【功效】清热解毒止痒。

生活调养

食疗

三豆汤

【主料】绿豆、赤豆、黑豆、薏苡仁各10克，水600毫升。大火开锅，小火煮至粥熟豆烂，晾凉即可服用。

【功效】清热祛湿。

【适应证】此食疗方适用于湿郁腠理、热蕴肌肤，肌肤腠理不得发泄所致瘙氧疼痛难忍。

日常按摩

①用拇指推肺经、心经、肝经、天河水、六腑，各100次。

②用拇指点压血海、阴陵泉、三阴交各2分钟。

③用手指掐揉多汗点、神门、大陵、劳宫，各2分钟。

④用拇指点揉曲池、合谷，各2分钟。

特别嘱托

（1）夏季天气炎热时，家长不要因为担心孩子受凉穿很多衣服，要穿的凉爽。

（2）要勤洗澡，勤擦拭，勤换衣服。

第四节　流鼻血

流鼻血，学名鼻衄，也称鼻出血，是指由于鼻孔内的毛细血管脆弱，血管受到破坏后，血液从鼻孔里流出。鼻出血是鼻腔疾病的常见症状之一，也可由全身疾病引起。

身边故事

天气干燥，加上喝水少、上火、抠鼻子、碰撞等，孩子们感到不适时就会挖鼻子而导致流鼻血。幼儿园有个小朋友叫峰峰，喜欢挖鼻孔，经常会把鼻子挖到流鼻血。这天峰峰跑过来对我说，老师我又流鼻血了。我赶紧让峰峰坐在椅子上，用毛巾将鼻腔内血液擦干净，并将拇指和食指捏住鼻头压迫止血，同时让峰峰张口呼吸。鼻血终于止住了。我告诉峰峰，以后不可以挖鼻孔了，再挖鼻孔的话，鼻孔就要生气了，不喜欢峰峰了，峰峰点点头答应我后就出去玩耍了。

案情解析

小儿流鼻血一般只是个现象，其本质有两点。第一可能是局部问题，由于小儿鼻腔容易发炎，所以小儿的鼻炎发病率很高，如果治疗不及时可能会转为慢性鼻炎，发炎的鼻脆弱、充血，非常容易出血，经常出血还会引起鼻中隔糜烂。另外一种可能是全身性疾病的表现，主要是血液系统疾病。中医学认为主要由于肺燥、胃热和肝火所致。治疗当清肺润燥，清泻胃热和肝火。峰峰就是因为天气干燥，肺燥上达鼻腔所致。小儿流鼻血较频繁，可长期坚持足底按摩。

健足指导

按摩
妙法

1 轻度揉擦第二、三趾间，揉搓第三趾3分钟，至微微发热（图7-4-1）。

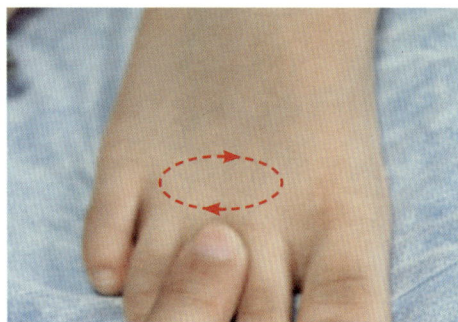
图7-4-1　揉擦二、三趾间

2 按摩肾、输尿管、膀胱反射区3分钟，按摩鼻、肺、支气管反射区4分钟（图7-4-2，图7-4-3）。

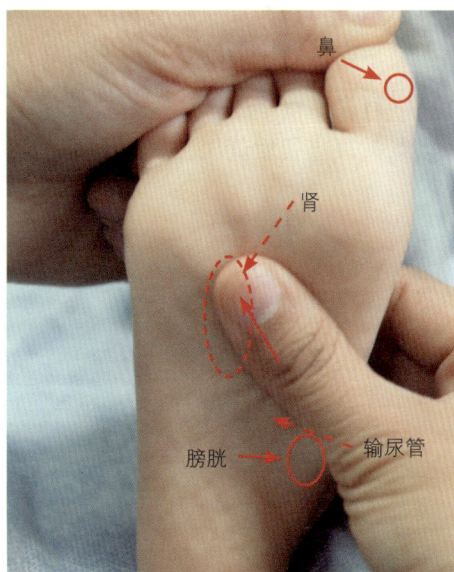
图7-4-2　按肾、输尿管区

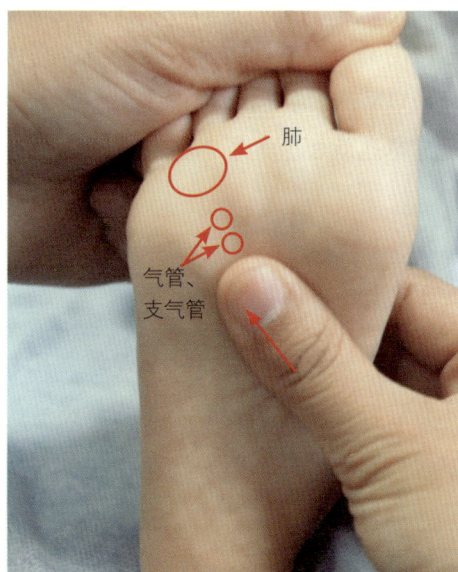
图7-4-3　按肺、气管、支气管区

足浴
暖身方

绿豆水

【用法】绿豆20克煮汤浴足，每日1次，每次15分钟。

【功效】清热止血。

生活调养

食疗

川贝母冰糖梨盅

【主料】雪梨2个、川贝母10g、冰糖40g、水适量。雪梨切块，开锅后小火煎
　　　　30分钟，倒出后即可食用。

【功效】清肝润肺。

【适应证】此方适用于鼻干所致流鼻血。

日常
按摩

　　按揉迎香、巨髎：这两穴都位于鼻翼旁。迎香穴在鼻翼外缘中点。巨髎穴在瞳孔直下，鼻唇沟外侧，与鼻翼下缘相平。按摩时将双手食指指腹放于左右穴位，对称地进行按揉。先迎香，后巨髎，每穴5分钟，早晚各1次。还可以把按摩范围扩大，将两手食指或中指的指腹面放在鼻翼的两侧，沿鼻梁向上摩揉，可以到两眉之间，向下可以到鼻翼旁。推拿期间注意按压要适度，最好由轻渐重。这样每天来回摩擦50次，有预防感冒、宣通鼻窍、防止鼻出血的作用。

特别
嘱托

（1）严禁挖鼻，避免鼻黏膜损伤。

（2）如果出血量多，用上面介绍的压迫止血法无效，应及时到医院求医。

第五节　遗尿

尿床即遗尿症。是指3岁以上的小儿入睡后还不能控制排尿，从而不自觉地尿床。习惯性遗尿会使孩子虚弱，影响身体健康和智力发育，经常尿床还会给家庭带来烦恼。临床表现为：睡眠昏沉，难以叫醒，醒后不知。平时易出汗，尤其夜间出许多。睡觉姿势多为爬或蜷卧式。脾气古怪，胆小怕事，性格内向，做梦找厕所，冬天或阴雨天加重。尿床应尽早治疗，大约有2%的遗尿症患儿因未及时治疗而持续到成年甚至终身。

身边故事

小邵儿子冬冬今年已经上小学一年级了，可是近1个月来，早上从不尿床的儿子连着好几个晚上睡觉时都在床上画了个大大的地图，儿子白天也没怎么玩，现在也没之前那么活泼了，常常一个人在家玩，小邵很是担心儿子现在的状况。

案情解析

尿床即是遗尿，是一种夜间无意识的排尿现象。小儿在3岁以内由于脑功能发育未全，对排尿的自控能力较差；学龄儿童也会因紧张疲劳等因素偶尔遗尿，这都不属于病态。但是3周岁以上的小儿，特别是5岁以上的儿童经常尿床，轻者每夜或隔数夜1次，重者每夜2~3次，就可能是疾病状态的遗尿。个别严重患儿可延续十余年。中医学认为，本病多因先天不足、下焦虚寒或肺脾气虚，导致水道失去约束而致遗尿。足疗和按摩均可刺激肝肾，增强肝肾功能。

健足指导

按摩妙法

1 先用拇、食两指轻揉两足小趾至阴穴，再用拇指指端或指腹按压太冲穴3~5分钟，然后按压涌泉穴（图7-5-1，图7-5-2）。

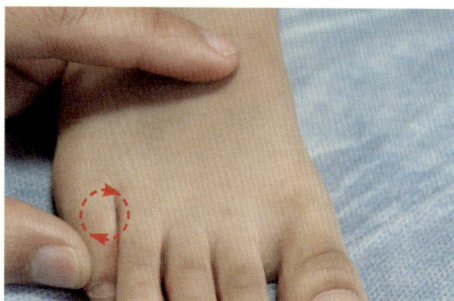

图7-5-1　按揉小趾至阴穴

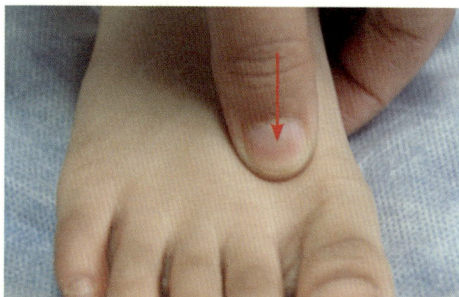

图7-5-2　按压太冲穴

2 按摩肾、输尿管、膀胱反射区3分钟，再用拇指各推10次（图7-5-3）。

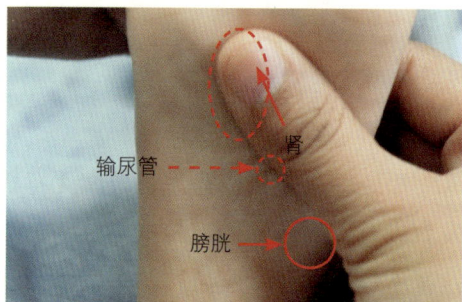

输尿管
肾
膀胱

图7-5-3　按肾、输尿管区

足浴暖身方

丁香肉桂水

【用法】丁香、肉桂各10克。加清水煎煮，取药汁与热水一同入盆足浴。每天2次，每次20分钟。

【功效】补火助阳。治疗小儿遗尿。

生活调养

食疗

四味猪膀胱汤

【主料】益智仁20克，芡实20克，山药20克，莲子（去心）20克，猪膀胱1具。
【功效】补脾肺气，纳肾气。
【适应证】此方适用于下焦虚寒或肺脾气虚所致小儿遗尿。

日常按摩

①推小肠：在小指尺侧缘，自指尖到指根成一直线。从指尖直推向指根为补，称补小肠；反之则为清，称清小肠。补小肠和清小肠统称为推小肠。
②运土入水：由拇指端至小指端，沿手掌边缘呈一条弧形曲线。自拇指根沿手掌边缘，经小天心推运至小指根，称运土入水。

特别嘱托

（1）治疗期间，勿使小儿疲劳、兴奋过度。
（2）睡前控制饮水，夜间及时催醒排尿。

第八章

足底调护处方诊治百病

人体是一个统一的整体，人体的脏腑器官通过经脉相互联系，人体某一个组织发生病变，有可能影响到其他部位。而脚是人体的一个组成部分，所以全身的疾病可以影响到脚。人的双足上有无数的神经末梢与大脑紧密相连，并与所有的器官和腺体相连，人体的五脏六腑在脚上都有相应的投影，足底蕴含全身健康密码。

一、观足的颜色

足底颜色苍白一般可能是贫血，且呈现肾虚症状，畏寒怕冷较明显。颜色为暗红或紫色一般提示身体有炎症，血液循环受影响，气滞血瘀，也可能是酒后的反应。颜色为黄色或为肝胆疾病，或为肠胃失调，或为脾虚所致。颜色为青色或是足拇趾局部出现青色提示可能有中风先兆，或为肝风、手足拘挛等。颜色为黑色可能为剧痛发作，或瘀血及肿瘤等。

二、观趾甲

正常的趾甲光滑、半透明、亮泽、略呈弧形，是健康的象征。趾甲凹凸不平、薄软、剥脱为营养不良等慢性肝肾疾病。趾甲残脱常为静脉炎的表现，趾甲动摇松脱，提示肝部疾病（一般拇趾较明显），畸形趾甲如嵌甲（趾甲扣嵌入肉内，俗称"甲沟炎"）为肝气郁滞或神经系统疾患。趾甲变得青紫，常有循环系统障碍；右足第五趾的跖骨关节部长有鸡眼，往往存在肩部损伤。

三、观察触压感觉

在正常情况下，轻触足部不会引起异常反应。若在触压足部时出现酸、麻、胀痛等感觉时，也可推断身体患了某种疾病。如痛感与神经疾病有关；麻感多有皮肤疾患或血液病；酸感多见于外伤；木感可能有炎症；凉感则为风寒；跳感为痉挛；胀感多为水肿。

第一节　头痛

头痛是一种常见的自觉症状，以头部疼痛为主要症状的一种病证，见于各种急慢性疾病中。头痛原因比较复杂，疼痛形式多种多样，常见胀痛、闷痛、撕裂样痛、电击样疼痛、针刺样痛，部分伴有血管搏动感及头部紧箍感，以及恶心、呕吐、头晕等症状。根据其发病部位的不同可分为前额痛、后头痛、颠顶痛、偏头痛等。中医学根据病机分为外感头痛和内伤头痛。

身边故事

老张年近七十，去年春天忽然感觉头痛难忍，去医院检查，照了CT，没有什么异常，又去拍了X光片。医生认为老张颈椎有问题，属于颈椎病，让老张进行理疗，同时又开了些药嘱其服用，可是一周后老张的头痛还是难以缓解，甚至还越来越严重了。这时一个有经验的医生认为老张属于疱疹性神经痛，开了激素及抗病毒药物，一周后，老张的头痛才有好转。可见，头痛的原因既多又复杂，辨明病因很重要。

案情解析

老张头痛发于春季，《素问·金匮真言论》曰："东风生于春，病在肝，俞在颈项"，春天肝气升发，容易郁而化火，损伤经络，不通则痛，遂表现出颈部不适及头部疼痛。法当疏肝泻火，通络止痛。西药抗病毒也有这方面的作用，可解除病源，其症自消。足疗当以刺激足部的肝、肾等反射区以疏通肝气，并且还要对症选穴治疗。

健足指导

按摩妙法

先用点法按摩额窦、大脑反射区各3分钟，再以较大的力度点按并且结合推按肾、肝、脾反射区各2分钟（图8-1-1，图8-1-2）。

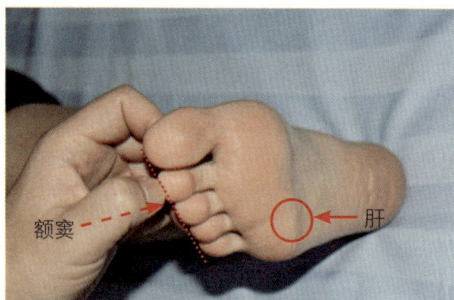

图8-1-1　按摩额窦

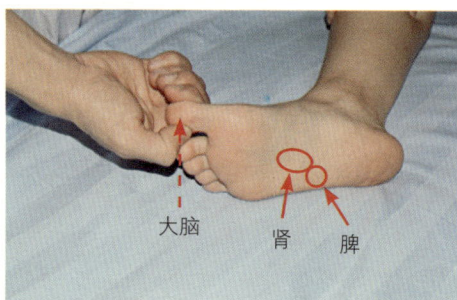

图8-1-2　按摩大脑

足浴暖身方

1　温水足浴

【用法】水温以42℃为宜，每日泡脚1次，每次40分钟，晚间睡前进行，症状重者，每日泡脚2次，每次30分钟，上午、晚上各泡1次。

【功效】安神解乏。主要用于疲劳引起的头痛、头晕。

2　生姜水足浴

【用法】生姜适量，将上药水煎，取汁，备用。先用沸水熏足，待水温适宜时，将双脚浸入热水中浸泡，每次约15～20分钟，冷后再加热。

【功效】疏风通络止痛。主要用于寒证头痛。

生活调养

食疗

菊花粥

【主料】粳米50克，菊花10g。

【功效】疏风清热，清肝明目。

【适应证】此食疗方适用于高血压以及外感风热所致头痛目赤、眩晕眼花，肝经风热所致目赤肿痛的保健治疗。若是气虚胃寒、食少泻泄者少用。本粥夏季食用最宜，春秋亦可，冬季不宜服。

日常按摩

按摩天柱穴和太冲穴可疏经活络，减缓头痛症状。

特别嘱托

注意休息，避寒保暖，保持心情舒畅，必要时需及时就医，以免耽误病情。

第二节　失眠

　　失眠通常指患者对睡眠时间和（或）质量不满足并影响白天社会功能的一种主观体验。主要表现为不易入睡或睡后易醒，时睡时醒或睡后多梦，严重者可整夜不能入睡。引起失眠的原因很多，如情绪激动、精神过度紧张或焦虑、体质虚弱、过度疲惫等。

身边故事

　　小陈是个患得患失的人，有点事情就会想很多，经常容易失眠，严重影响了第二天的工作和生活。可是，对于失眠，西医又没有什么好的治疗方法。小陈知道经常用药有依赖性，不良反应又很大，所以没有服用安眠药。他去看中医，老中医除了给他开中药调理外，还让他放松心情，不要太计较得失，并推荐他晚上养成睡前浴足的习惯，并辅以按摩相应的穴位。

案情解析

　　中医学认为，"心藏神"，"肝藏魂"，失眠与心、肝二脏关系最大。思虑劳心过度会损伤人体气血。肝主藏血，肝劳血损，过用肝脏会使肝脏调节和贮藏血液的功能失调，导致失眠加重。小陈患得患失、加上性格较容易紧张，因此失眠。通过足浴可促进肌肉放松，安神而有助于睡眠。

健足指导

按摩
妙法

1 按摩大脑、额窦、心反射区各4分钟，脾、肾、生殖腺反射区各2分钟（图8-2-1，图8-2-2）。

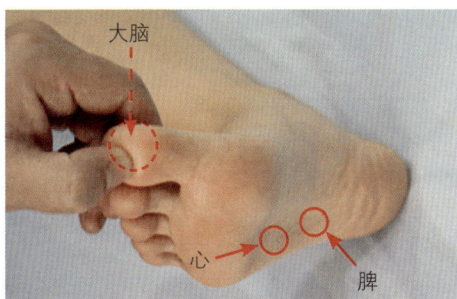

图8-2-1 按摩大脑

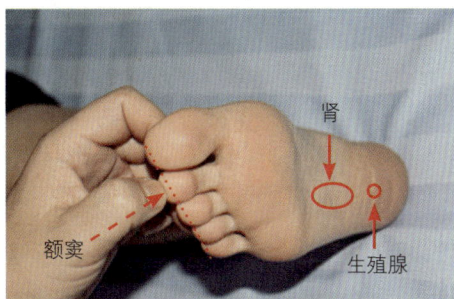

图8-2-2 按摩额窦

2 按摩颈项、肝反射区各3分钟（图8-2-3，图8-2-4）。

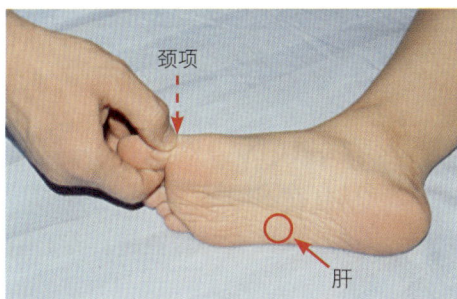

图8-2-3 按摩颈项

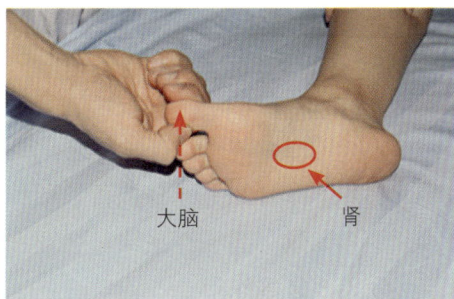

图8-2-4 按摩大脑

足浴暖身方

1 荷叶丹参水

【用法】荷叶、丹参各25克，红花10克，川椒5克。清水煎煮，取药液与清水一同入盆足浴。每天1次，每次30分钟。

【功效】宁心安神。主治各类失眠。

2 安神汤

【用法】磁石30克，菊花、黄芩、夜交藤各15克，水煮后热浴足，每晚1次。

【功效】清热镇惊，和胃安神。

生活调养

食疗

莲子百合汤

【主料】莲子30克，百合15克，加适量冰糖。

【功效】百合性平味甘微苦，归肺、心、经。具有养阴润肺、清心安神的功效。莲子性平味甘、涩，入心、肺、肾经。具有补脾益肺，养心益肾等作用。

日常按摩

经常失眠可以按摩内关、神门、三阴交这3个穴位。

**特别
嘱托**

（1）睡前不要进行剧烈运动，不饮用浓茶、咖啡等，可饮牛奶，以促进睡眠。

（2）进行治疗时，要求治疗室空气清新无噪音，可放轻松音乐，患者最好穿宽松衣裤；接受治疗者需停服安眠药。

第三节　感冒

人的一生中几乎每个人都患过，并且最容易患的病可能要算感冒了。感冒又称伤风、冒风，是风邪侵袭人体所致的常见外感疾病。临床表现以鼻塞、咳嗽、头痛、恶寒发热、全身不适为其特征。全年均可发病，尤以春、冬季多见。

身边故事

小霞是个活泼可爱的初中生，平时喜欢和妈妈顶嘴。最近入冬天气开始变冷，硬是不听妈妈的话，逞强不想穿外套去上学。没想到当天下午上完体育课完就受风了。回家后开始打喷嚏、流鼻水、发热还有怕冷。隔天妈妈只好赶紧带她去中医院看病。医师便开了一些辛温解表药给小霞，喝下后发了一些汗，症状便缓解了一些。

案情解析

感冒与机体对气候的适应以及机体对外在细菌、病毒的抵抗力和机体的免疫力有关。一般来说，适应能力强，机体强壮，经常锻炼的人不易患感冒。小霞没有好好听妈妈的话，没做好保暖措施。因此天气突然变冷，加上运动后出汗，毛孔开了，此时风邪最容易侵袭肌表，而患上感冒，出现不舒服的症状。

健足指导

按摩妙法

1 揉搓脚大拇指至发热，再以同样的方法揉搓其他四趾（图8-3-1）。

2 用手掌根或小鱼际（小指掌侧肌肉丰厚处）揉搓脚心约2分钟，直到透热（图8-3-2）。

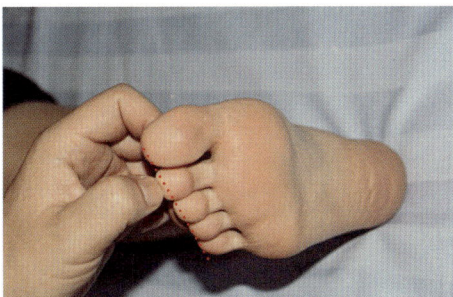

图8-3-1　搓揉趾端

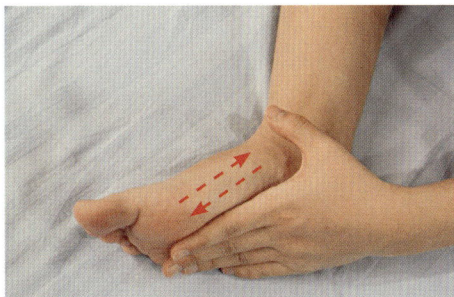

图8-3-2　搓揉脚心

足浴暖身方

1 大葱生姜水

【用法】大葱切段，生姜切片，加清水适量，浸泡5~10分钟后，煎煮取汁，待温度适宜后泡脚。每天2~3次，每次40分钟。

【功效】发汗解表，适用于风寒型感冒。

2 银花连翘薄荷水

【用法】金银花30克，连翘50克，薄荷30克。清水煎煮，取药汁与热水一同入盆足浴。每天1~2次，每次30分钟。

【功效】辛凉解表，清热解毒。主治风热型感冒。

生活调养

食疗

神仙粥

【主料】糯米30克，生姜片10克，葱白6克。用砂锅加水煮糯米、生姜片，粥成入葱白，煮至米烂，再加米醋20毫升，和匀即可。趁热喝粥，以汗出为佳。

【功效】益气补虚，散寒解表。

日常按摩

可按摩风池、风府、风门等诸穴。

特别嘱托

平时要注意保暖，尤其天气有变化时，更要小心避免风寒侵袭。

第四节　咳嗽

咳嗽是人体的一种保护性呼吸反射动作。常因异物、吸入冷空气或刺激性气体以及病毒、细菌感染刺激支气管黏膜引起。多有上呼吸道感染病史，开始症状较轻，常有喉痒、干咳等，发病一两天后咳嗽加重，咳出少量黏痰，若治疗不及时，则症状加重，咳痰转为黄稠或白色黏痰，病程较长。常见于寒冷季节或气候突变时节。

身边故事

小张平时喜欢吃辣，而且吃饭速度极快。总是一边吃饭一边想着待会还要赶紧去忙些什么。一天晚上和朋友吃麻辣火锅时，突然不小心一口热汤呛进了气管，引发他剧烈的咳嗽。旁人连忙赶紧帮他拍背催吐。接下来几周小张总觉得喉咙有时会感到瘙痒，想咳嗽。后来去西医院检查，发现肺部气管有些轻微发炎的症状。医生开了些消炎药给小张，服用了几周后才渐渐好转。

案情解析

小张因吃饭过快，又不小心让食物流入了气管。辛辣之品刺激到敏感的气管，因而当下引发剧烈的咳嗽。此过程中可能损伤了气管内壁，或有部分食物残渣遗留在气管。因而引发了气管发炎，造成之后几天的咳嗽与不适症状。

健足指导

按摩妙法

先按揉肺、气管、食管、上颌、下颌反射区各3~5分钟，再按揉甲状腺、肾上腺反射区各5分钟。按摩半小时，每天按摩1次。适用于急慢性支气管炎引起的咳嗽（图8-4-1，图8-4-2，图8-4-3）。

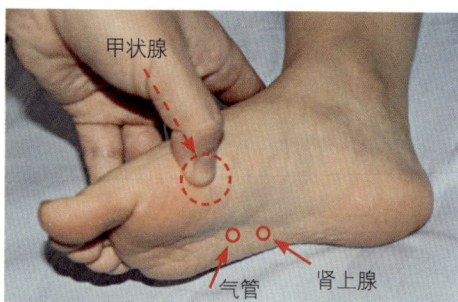

图8-4-1 按揉甲状腺等反射区

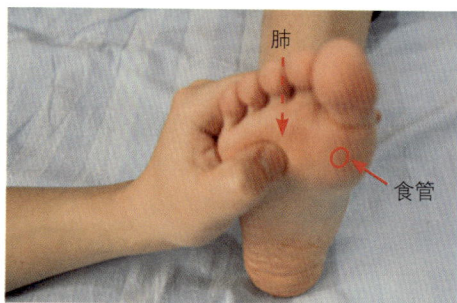

图8-4-2 按揉肺等反射区

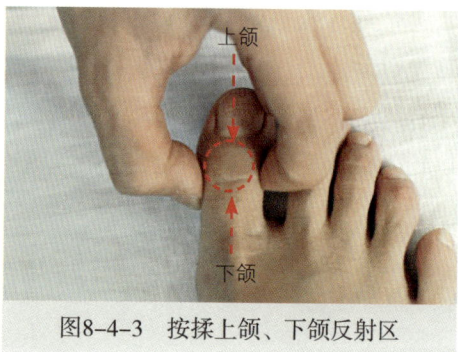

图8-4-3 按揉上颌、下颌反射区

足浴暖身方

1 萝卜葱白水

【用法】萝卜1个，葱白6根，生姜15克。萝卜切成小片，用水3碗先将萝卜煮熟，再放葱白、姜，煮剩一碗汤与热水一同入盆足浴。每天2次，每次30分钟。

【功效】宣肺解表，化痰止咳。治风寒咳嗽。

2 桑叶连翘水

【用法】鲜桑叶500克，连翘、菊花、牛蒡子各50克，前胡40克。清水煎煮，取药液与热水一同入盆足浴。每天1次，每次40分钟。

【功效】疏风清热，化痰止咳。主治风热咳嗽。

生活调养

食疗

银耳梨膏

【主料】银耳10克（浸软洗净），梨100～150克（去核，切片），一起放入锅中，加适量水同煮，待银耳软烂、汤稠时加入冰糖15克，溶化后即可温服。

【功效】养阴清热，润肺止咳。

日常按摩

可按摩肺经之列缺穴。

特别嘱托

注意保暖，室内通风，预防感冒，戒烟，忌食生冷辛辣腥发之品。

第五节　腹泻

正常人一般每日排便1次，个别人每日排便2～3次或每2～3日一次，粪便的性状正常。腹泻是一种常见症状，是指排便次数明显超过平日习惯的频率，粪质稀薄，或含未消化食物或脓血、黏液。腹泻常伴有排便急迫感、肛门不适、失禁等症状。一年四季均可发生，但常见于夏、秋季节。

身边故事

阿广本周刚应征到新工作，非常开心，晚上便和朋友约去吃海鲜。此时正逢炎炎夏日。海鲜下肚后，又配了好几罐冰啤酒。酒足饭饱之后，便满意地回家了。没想到半夜突然腹部剧痛，急忙跑去厕所大泄。一整晚前前后后总共跑了五六次厕所，整夜都没睡好。到了隔天又泄了几次，并且都没什么食欲，因此接下来几天，阿广的老婆就煮些稀粥给他喝，阿广肚子才感觉舒服点。一个礼拜才感觉好多了。

案情解析

夏天食物容易腐败。阿广可能吃到了不新鲜的海鲜，或是一下子突然喝下太大量寒凉的啤酒，造成脾胃不适，因而出现了腹泻的症状。

健足指导

按摩妙法

1 用中等力度点按脾、胃、肾、大肠、小肠、脑垂体、甲状腺、甲状旁腺、肾上腺、各淋巴结反射区各3分钟（图8-5-1，图8-5-2）。

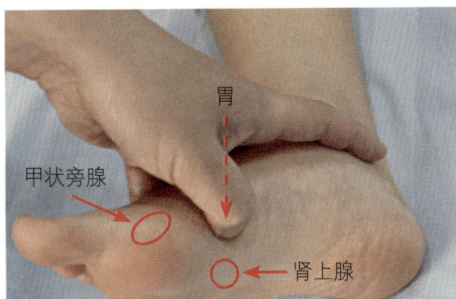

图8-5-1　按揉脾区

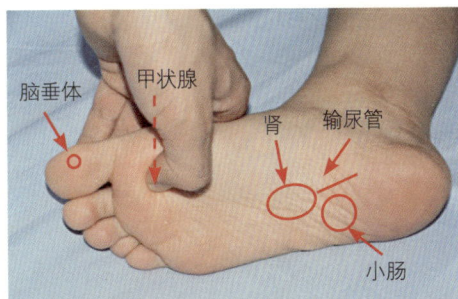

图8-5-2　按揉甲状腺区

2 用中重力度手法按揉腹腔神经丛、肾、输尿管、胃肠道、升结肠、降结肠、乙状结肠反射区各3分钟，按压各淋巴结反射区各2分钟，点按内庭、太冲、隐白各3分钟。每日1~2次（图8-5-3，图8-5-4）。

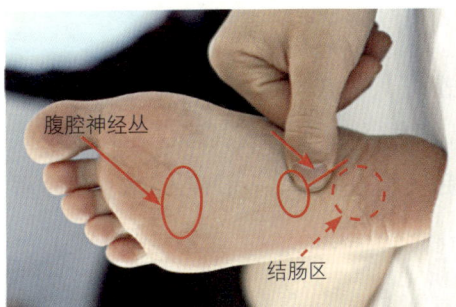

图8-5-3　按揉结肠区

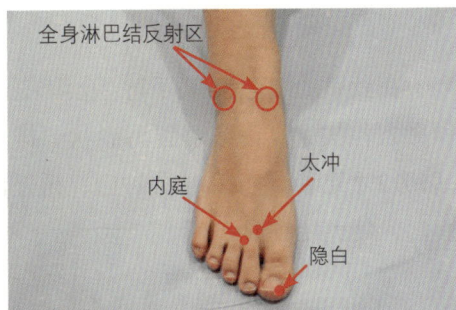

图8-5-4　点按内庭、太冲、隐白穴

足浴
暖身方

【用法】梧桐树叶数片。将上药水煎2000毫升，备用。将药汁放在盆内，足浴，每次30分钟，每日2次。

【功效】解毒消肿，行气止痛。可用于急性腹泻。

生活调养

食疗

芡实山药粥

【主料】芡实、干山药各30克，糯米50克，沙糖适量。将芡实、山药、糯米洗净后加沙糖，同煮成粥。供四季早晚餐食用，温热服。

【功效】补脾胃，滋肺固肾。适用于治疗脾虚腹泻，肾虚遗精，慢性久痢，虚劳咳嗽。

日常
按摩

在肚脐的两旁，有两个"止泻穴"，也就是天枢穴，腹泻的时候可以给自己做做穴位按摩，以缓解腹泻症状。排便后，取坐位或仰卧位慢慢深压住天枢穴（脐旁2寸处），约按压10分钟后，再慢慢抬起按压的手指。一般按压1次可以缓解腹泻，使大便成形。

特别
嘱托

（1）腹泻严重者务必找专科医师诊治，对症下药，不可乱服成药，耽误病情。

（2）腹泻期间忌食淀粉类和脂肪过多的食物，注意保暖，补充电解质，饮食生活有规律，少生气。

第六节　便秘

便秘是排便次数明显减少，每2～3天或更长时间一次，无规律，粪质干硬，常伴有排便困难感的病理现象。有些人数天才排便一次，但无不适感，这种情况不属于便秘。便秘可分为急性与慢性两类。多由于大肠传导功能失常，粪便在肠道中停留时间过久造成。

身边故事

阿忆是个在火车站上班的售票员。每天都必须面对许多乘客前来购票。许多时候她都忙到没有时间喝水或去上厕所，还要时常安抚许多情绪激动、急着购票或改签车票的乘客的情绪。自从接下这工作，两年以来一直有便秘的问题困扰着她。自己时常去药店买些通便药来用。

案情解析

在慢性消化系统疾病中，便秘占首位。近年来随着人们生活水平的提高，饮食精细化，生活不规律，缺乏运动，精神压力加大，发病率呈上升趋势。老年人中20%～35%的人有不同程度的排便不畅。在中青年中也约有10%的人有便秘症状。

健足指导

按摩
妙法

1 用中重度手法点按肾、肺、脾输尿管、膀胱、甲状旁腺反射区各3分钟，推按胃、直肠及肛门反射区各4分钟，每日1次，7天为1个疗程（图8-6-1，图8-6-2，图8-6-3）。

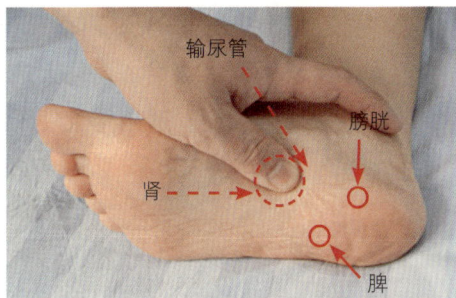

图8-6-1　按摩肾、输尿管区

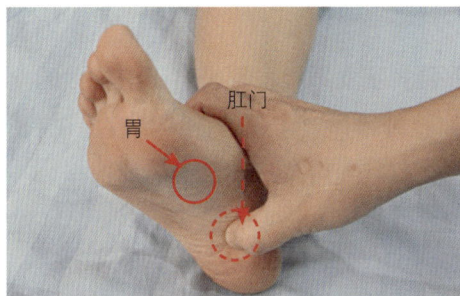

图8-6-2　按揉肛门区

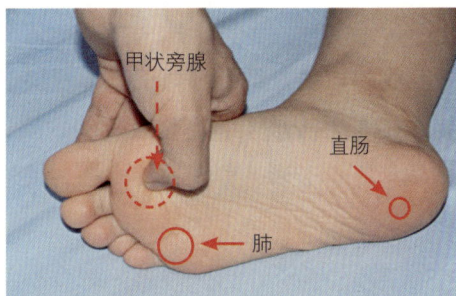

图8-6-3　按揉甲状旁腺区

2 中度手法按揉肝、升降结肠区各3分钟，每日1次，7天为1个疗程（图8-6-1，图8-6-4）。

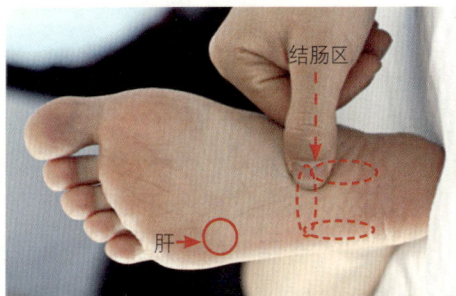

图8-6-4　按揉升降结肠区

足浴
暖身方

【用法】鲜萝卜叶100克，鲜冬瓜皮80克，竹叶50克。清水煎煮取药汁，与热
　　　　水一同入盆足浴。每天2次，每次30分钟。
【功效】清热通便。适用于大便干结、面红心烦。

生活调养

食疗

多摄取膳食纤维，对于改善便秘十分重要。膳食纤维主要来自于植物性的食物，是指无法被人体消化吸收的物质，例如：纤维质、半纤维质、果胶、树胶、木质素等。玉米、荞麦、核桃仁、黑芝麻、红薯、大白菜等都是很好的选择。

日常
按摩

可按摩支沟穴、上巨虚穴、天枢穴。

特别
嘱托

（1）便秘者要常做适度的运动，放宽心胸。
（2）早晨起床喝一大杯水或牛奶、果汁，饮食方面摄取多纤维或含脂肪的食物，以刺激肠壁的收缩，并养成定时排便的习惯。
（3）排便时放松心情，但不要看报或看书，以免分神影响便意。

第七节　脂肪肝

脂肪肝是一种常见的临床现象，由各种原因引起肝细胞内脂肪堆积过多的病变。可分为肥胖、过食性脂肪肝，肝炎后脂肪肝，酒精性脂肪肝，营养缺乏性脂肪肝，药物性脂肪肝，糖尿病性脂肪肝，妊娠性脂肪肝和不明原因的隐源性脂肪肝等。一般而言，脂肪肝属可逆性疾病，早期诊断并及时治疗即可恢复正常。反之，部分病人可发展为脂肪性肝炎，甚至肝硬化。

身边故事

老李是公司的业务经理。平时和客户谈生意，总避免不了许多交际应酬的场合，时常大鱼大肉。有天老李突然感到右胸胁突然痛的不得了，并伴有恶心、呕吐的症状。家人连忙把他送去医院。在医院照完B超之后，医师告诉老李他有脂肪肝。必须控制饮食，避免过食油腻，并且要少喝酒，以免症状恶化，引发肝炎、甚至是肝硬化。

案情解析

脂肪肝的临床表现多样，轻度脂肪肝多无临床症状，易被忽视。约25%以上的脂肪肝患者临床上可以无症状。有的仅有疲乏感，而多数脂肪肝患者较胖，故更难发现轻微的自觉症状。因此目前脂肪肝病人多于体检时偶然发现。老李多食厚味膏粱，平素也没有特别注意自己的身体状况。直到出现恶心、呕吐、肝区或右上腹隐痛等中重度脂肪肝有类似慢性肝炎的表现才发现到。这属于过食性脂肪肝的一种。

健足指导

按摩妙法

　　揉压肾、输尿管、膀胱、腹腔神经丛反射区3分钟，然后揉压肝、胆囊反射区4分钟（图8-7-1，图8-7-2）。

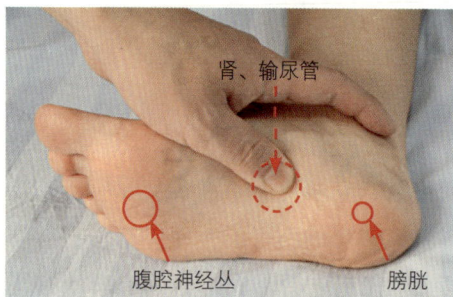

肾、输尿管

腹腔神经丛　　　　膀胱

图8-7-1　按揉肾、输尿管区

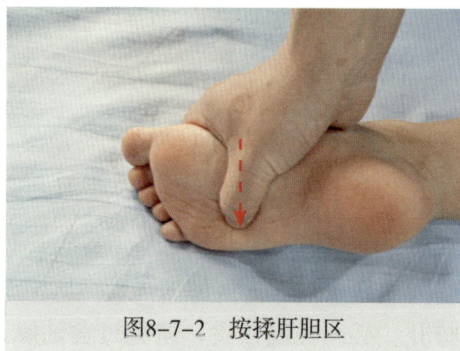

图8-7-2　按揉肝胆区

足浴暖身方

　　【用法】当归、赤芍、柴胡、郁金、枳壳各15克，甘草6克，煎煮取药液，每日1次，每次30分钟。

　　【功效】疏肝养肝。

生活调养

食疗

　　多吃蔬菜、水果，饮食要清淡。

日常
按摩

揉压太冲穴3分钟，以酸痛为宜。

特别
嘱托

（1）肥胖性脂肪肝应以调整饮食为主，基本原则为"一适两低"，即适量蛋白、低糖和低脂肪，平时饮食注意清淡，不可过饱，多食新鲜蔬菜和瓜果，限制热量的摄入。同时要加强锻炼，积极减肥，只要体重下降，肝内脂肪浸润即明显好转。

（2）营养不良性脂肪肝在给予高蛋白质饮食后，肝内脂肪会很快减少，或者输入氨基酸后，随着蛋白质合成恢复正常，脂肪肝迅速消除。

第八节　胃痛

胃痛，即是胃脘痛，以上腹胃脘部经常发生疼痛为主症，其主要部位在胃脘近心窝处，痛时可牵连肋背，有时还可见恶心、呕吐、反酸等。多见于急慢性胃炎，胃、十二指肠溃疡病，胃神经官能症。也可见于胃黏膜脱垂、胃下垂、胰腺炎、胆囊炎及胆石症等病。

身边故事

老王平时容易消化不良、胃痛，尤其吃到生冷油腻的食物就会腹痛腹泻，大便稀。所以平时自己就备着一些止痛药，每当疼痛来了，就马上想到吃几粒。最近老王一直食欲不好，总是容易有反酸的感觉，后来忍不住便跑去医院检查一下。医生诊断出老王患有慢性胃炎，除了让老王注意饮食按时吃药外，还嘱咐老王别任意服止痛药，以免既不能缓解胃痛，还有可能会加重病情。

案情解析

中医学认为，胃病多为外受寒邪，病邪犯胃，或肝气郁结、脾胃虚弱引起。老王容易胃痛，平素吃到生冷食物就容易胃痛又消化不好，显示出他是属于脾胃虚弱型的病人。

健足指导

按摩
妙法

按揉肾、输尿管、膀胱反射区3分钟，然后揉压大脑、肝、胃、十二指肠、甲状旁腺反射区3分钟（图8-8-1，图8-8-2，图8-8-3 ）。

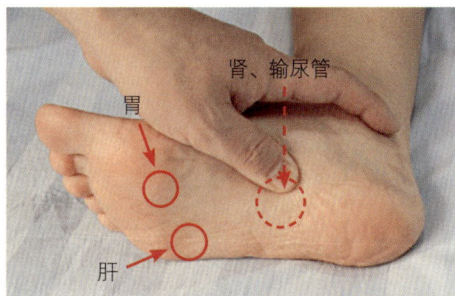

图8-8-1　按揉肾、输尿管区

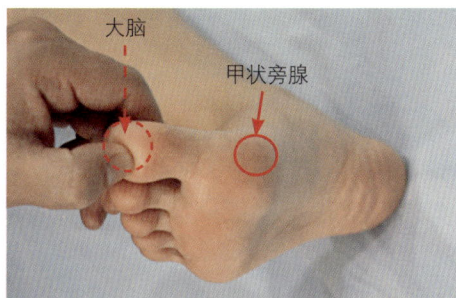

图8-8-2　按摩大脑区

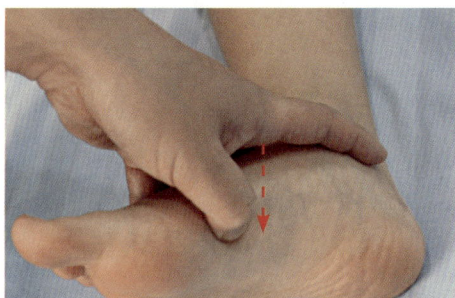

图8-8-3　按揉十二指肠反射区

足浴
暖身方

【用法】吴茱萸、半夏、神曲、党参各15克，陈皮、苍术各10克，砂仁5克，煎煮取药液浴足，每日1次，每次30分钟。

【功效】健脾养胃。

生活调养

食疗

莲子粥

【主料】莲子30克，大米100克。按常法煮粥，每天使用，连续服1个月。

【功效】健脾益胃，适用于脾胃虚弱者。

日常按摩

中等力度按揉公孙穴，然后按压足背五趾间的缝纹端，反复按压3~5分钟，以有酸痛感为宜。

特别嘱托

注意饮食调节，尤其是饮食与精神方面的调节。不宜饮酒及过食生冷、辛辣食物，切忌粗硬饮食。应保持精神愉快，避免忧思恼怒及情绪紧张。

第九节　胃下垂

胃下垂是指站立时，胃的下缘达盆腔，胃小弯弧线最低点降至髂嵴连线以下，称为胃下垂。轻度下垂者一般无症状，下垂明显者有上腹不适、饱胀，伴恶心、嗳气、厌食、便秘等，有时腹部有深部隐痛感，常于餐后、站立及劳累后加重。长期胃下垂者常有消瘦、乏力、站立性昏厥、低血压、心悸、失眠、头痛等症状。

身边故事

阿强总是喜欢吃完饭后，到小区附近的广场和朋友打篮球。但最近他时常感到腹部好像有东西下坠的感觉，平躺的时候症状就会稍微减轻。这几天胃痛到吃不下饭，又老打嗝，实在受不了了，便到了医院做检查，发现有胃下垂的问题。因此和医生拿了几副药之后回家服用。医生也建议阿强吃饭要细嚼慢咽，并且不要在饭后马上进行剧烈运动，以免影响胃肠道的消化功能。

案情解析

中医学认为，长期暴饮暴食，饭后剧烈运动或情志所伤，导致元气亏损，中气下陷，引起此病。阿强饭后马上就去打篮球，如此的剧烈运动干扰了胃肠道的消化功能。长久下来，便造成了胃下垂的问题。所以消除根本原因，除了补中益气治疗本病之外，还需培养良好的饮食和生活习惯。

健足指导

按摩妙法

按揉肾、脾、胃、十二指肠、小肠、升结肠、降结肠、横结肠各3分钟（图8-9-1，图8-9-2，图8-9-3）。

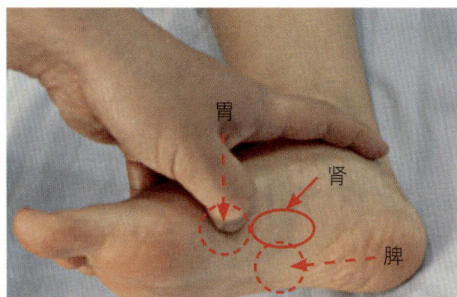

图8-9-1　按揉脾胃区

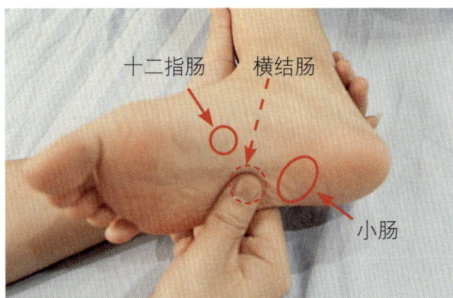

图8-9-2　按揉横结肠区

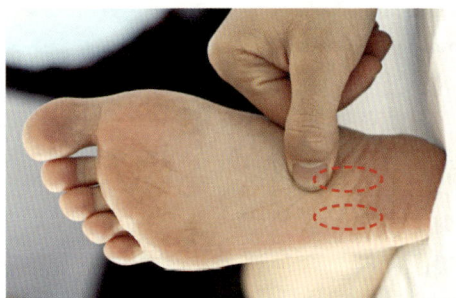

图8-9-3　按揉升降结肠区

足浴暖身方

【用法】黄芪30克，半夏15克，炙甘草15克，独活9克，防风9克，白芍9克，羌活9克，橘皮6克，茯苓5克，柴胡5克，泽泻5克，白术15克水煎。取煎剂温热时浴足，一日2次。

【功效】升阳举陷。

生活调养

食疗

银耳红枣粥

【主料】银耳20克，红枣10克，糯米150克。按常法煮粥。

【功效】润心肺、止咳、补虚养身。适用于脾胃虚弱导致的胃痛患者。

日常按摩

揉压冲阳、商丘穴各3分钟，以酸痛为宜。

特别嘱托

（1）切勿暴饮暴食，宜少吃多餐。戒烟酒，禁肥甘、辛辣刺激之品，宜易消化、营养丰富的食品。

（2）不要参加重体力劳动和剧烈活动，特别是进食后。饭后散步有助本病的康复。

（3）保持乐观情绪，勿暴怒，勿郁闷。

（4）积极参加体育锻炼，如散步、练气功、打太极拳等。

（5）若已患慢性消化性疾病，应积极彻底治疗，以减少本病的发生。

第十节　慢性胃炎

慢性胃炎是胃黏膜的慢性炎症。临床上分为浅表性、萎缩性和肥厚性胃炎。其发病率在各种胃病中居首位，是临床常见病、多发病。中年人居多，男女都可发病。发病原因可能与急性胃炎后，胃黏膜病变持久不愈或反复发作有关；或者病人长期服用对胃黏膜有强烈刺激的饮食及药物，如浓茶、烈酒、辛辣食物或服用水杨酸盐类药物。此外，吃饭时不充分咀嚼、食物过硬过于粗糙、过度吸烟等原因也会损伤胃黏膜，从而引发慢性胃炎。主要表现为消化不良、食欲缺乏、腹胀、上腹疼痛、嗳气、反酸、恶心，严重时还伴有贫血。

身边故事

老陈总是工作到很晚，并有吃夜宵的习惯。但近几个月来他总感觉消化不太好。白天时常有腹胀的感觉，胃部隐隐作痛。有时还伴有嗳气、反酸、恶心。后来宵夜也不想吃了。改掉吃夜宵这个习惯之后，白天胃部隐痛的症状就会有些许改善。但偶尔三餐一吃多了，就容易持续腹胀。后来找了个中医大夫瞧瞧，原来是脾胃功能不好，有了慢性胃炎的症状，因此便开始服中药调理身体，并配合饮食和锻炼来改善症状。

案情解析

夜宵有三大害处，首先就是容易损伤胃部，引发慢性胃炎。因为夜晚是胃部进行休整的时间段，但是夜宵吃进胃里，就让胃黏膜得不到必要的休息。胃部长时间的频繁"工作"必然会导致其"不满"，诱发慢性胃炎。老陈长期吃夜宵，使得消化道得不到充分休息，伤了肠胃，如此便种下了慢性胃炎的病因。

健足指导

按摩妙法

1 按摩大脑反射区3分钟，十二指肠、腹腔神经丛反射区2分钟（图8-10-1）。

2 按摩肾、输尿管、膀胱反射区各3分钟，胃、脾、上身淋巴腺反射区各2分钟（图8-10-2，图8-10-3，图8-10-4，图8-10-5）。

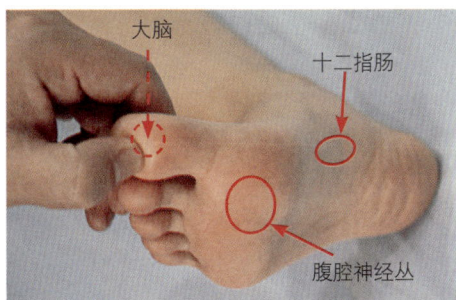

图8-10-1 按摩大脑区

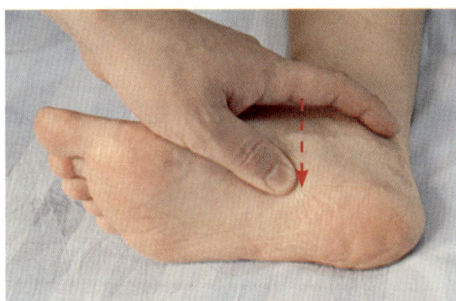

图8-10-2 按摩输尿管

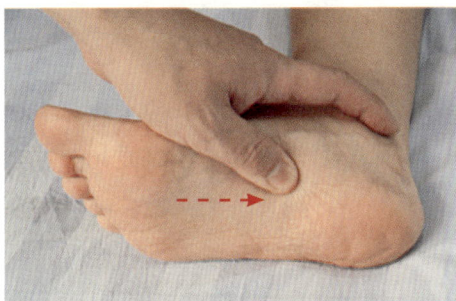

图8-10-3 按摩肾区

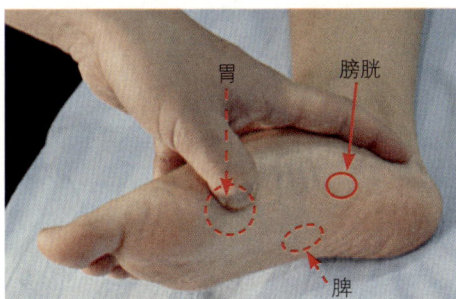

图8-10-4 按揉脾胃区

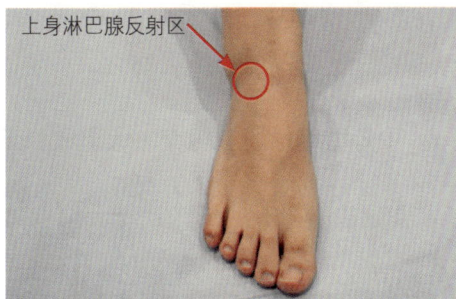

图8-10-5 按揉上身淋巴腺反射区

足浴暖身方

【用法】干姜、山药各15克，肉桂、茯苓、陈皮各10克，甘草6克，煎煮取药液，每日30分钟，每日1次。

【功效】健脾暖胃。

生活调养

食疗

小茴香粥

【主料】炒小茴香30克，粳米200克。将小茴香装于纱布袋内扎口，入锅加水先煮半小时或40分钟弃药包，再加入洗净的粳米及适量水同煮至熟。酌加精盐、味精调味即可。早晚服用。

【功效】健脾开胃，行气止痛。

【适应证】适用于脘腹冷痛，慢性胃炎，纳差等症。

日常按摩

中等力度揉压三阴交、太溪穴，反复各揉压3~5分钟，以明显酸痛感为宜。

特别嘱托

（1）应尽量避免食用过酸、过辣等刺激性食物及生冷不易消化的食物，饮食时要细嚼慢咽，使食物充分与唾液混合，有利于消化和减少对胃部的刺激。

（2）饮食宜按时定量，营养丰富，含维生素A、B、C多的食物。忌服浓茶、浓咖啡等有刺激性的饮料。

（3）保持精神愉快，应戒烟忌酒。

第十一节　慢性鼻炎

慢性鼻炎是鼻腔黏膜和黏膜下层的慢性炎症。轻者称为单纯性慢性鼻炎，重者称为肥厚性鼻炎。主要症状为鼻塞，轻者为间歇性或交替性，重者为持续性。检查见鼻黏膜充血肿胀，鼻道有少量黏液性分泌物。严重的肥厚性鼻炎，黏膜表面凹凸不平，下鼻甲呈桑椹状变化，中鼻甲黏膜呈息肉样变。鼻内滴入血管收缩剂，如1%麻黄素等能改善鼻腔的通气和引流，使炎症消退。较重者可在下鼻甲黏膜下注射硬化剂，也可作电灼或冷冻疗法以改善通气，严重者需将增生部分的鼻甲作手术切除。

身边故事

小刘是一名北漂，来京3年，虽然事业有成，可身体却出了问题。天气稍凉，小刘就头疼头晕，鼻涕不断，有时还会发作耳鸣，睡觉时总会有一个鼻孔不通，睡眠质量变差，难以继续工作。小刘为此心烦不已，到医院做了鼻镜检查及鼻黏膜对麻黄素反应实验，诊断为慢性鼻炎，予以减充血剂治疗。滴过药后，小刘的病情却仍然时好时坏，难以除根。

案情分析

慢性鼻炎，中医称鼻鼽、鼽嚏或鼻窒。金代《刘河间医学六书》言："鼽者，鼻出清涕也"，明代《证治要诀》言："清涕者，脑冷肺寒所致"，治当以祛风逐痰，益肺固表为法。小刘操劳日久，正气耗伤，不能化痰饮，痰浊阻络，复受外界风寒侵袭，便发为此病。减充血剂仅可缓解症状，仍需足疗点揉脾、肾上腺等反射区以培补先后天之本，充养正气，治其根本。

健足指导

按摩妙法

点揉肾上腺、脾反射区、涌泉穴各3分钟；重点额窦、鼻反射区各3分钟，上身淋巴腺反射区1分钟（图8-11-1，图8-11-2，图8-11-3）。

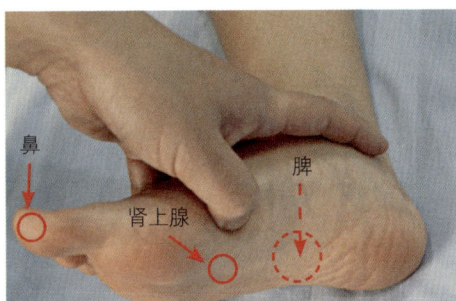

鼻　　肾上腺　　脾

图8-11-1　按揉脾区

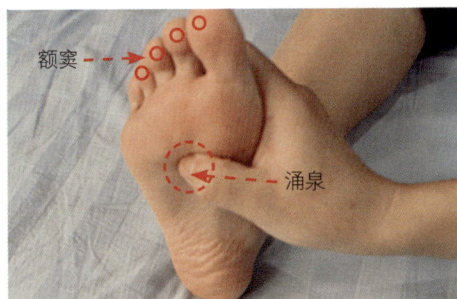

额窦　　涌泉

图8-11-2　按揉涌泉反射区

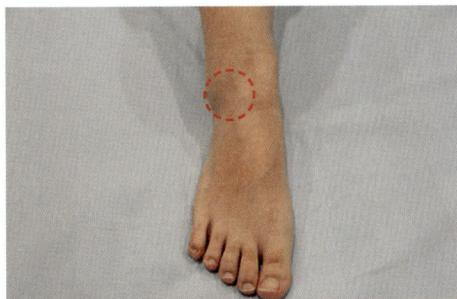

图8-11-3　按揉上身淋巴腺反射区

足浴暖身方

丝瓜藤水足浴

【用法】丝瓜藤15克，荷蒂5枚，金莲花6克，龙井茶1.5克。上药清水煎煮20分钟，取药液与热水一同入盆足浴。每日1次，每次40分钟。

【功效】清气理鼻，通络开窍。主要用于缓解鼻塞流涕等症。

生活调养

食疗

苍耳子粥

【主料】苍耳子10克，粳米50克，蜂蜜适量。

【功效】润肺通鼻。

【适应证】此食疗方用于鼻塞少涕，头重昏蒙，咽干咽哑等以风燥为主之证。涕多痰多，身肿体肥者不宜。

日常按摩

重点迎香、印堂、风池穴可疏风通络，日久有助改善鼻部及头部症状。

特别嘱托

（1）加强锻炼，注意保暖，防止感冒。

（2）改掉挖鼻的不良习惯。

（3）戒烟酒，注意饮食卫生和环境卫生，避免粉尘长期刺激。

第十二节　慢性咽炎

慢性咽炎是一种常见病，为慢性感染所引起的弥漫性咽部病变，主要是咽部黏膜炎症。多发于成年人，其主要病因有屡发急性咽炎、长期粉尘或有害气体刺激、烟酒过度或其他不良生活习惯、鼻窦炎分泌物刺激、过敏体质或身体抵抗力降低等。慢性咽炎也可以是某些全身性疾病的局部表现，如贫血、糖尿病、肝硬化及慢性肾炎等。中医学称慢性咽炎为梅核气，病机以痰气互结于咽部为主，治疗以行气解郁，化痰散结为法。

身边故事

小张平时吸烟较多，时常会咳嗽，但他并没在意。最近因为项目总结，工作压力大，咳嗽比以前重了许多，还会出现呛咳，同时感到咽部有什么东西堵住一样，咽不下去又吐不出来，感觉很难受，工作效率也受到了影响。小张觉得是因为工作造成的，可是等项目总结完成后，咽部不适仍然存在。小张去医院检查，医生告诉他已患上了慢性咽炎。

案情分析

梅核气多因情志不遂，肝气郁结，痰气互结于咽喉而发，临床表现以咽部异物感为主。小张吸烟过度，火毒灼伤肺阴，炼液为痰，又兼工作繁忙，忧思过度，《素问·举痛论》言："思则气结"，《灵枢·经脉》言肝经："循喉咙之后，上入颃颡"，故痰气互结，阻于咽喉，出现此证。治当以行气解郁，化痰散结为法。当戒烟，足疗取喉、气管等反射区以疏通局部气机，取脾、肾等反射区以化痰降浊，并随症取其他部位以加强治疗效果。

健足指导

按摩妙法

点揉肾、输尿管、膀胱反射区3分钟；重点喉、气管、扁桃体反射区3分钟（图8-12-1，图8-12-2）。

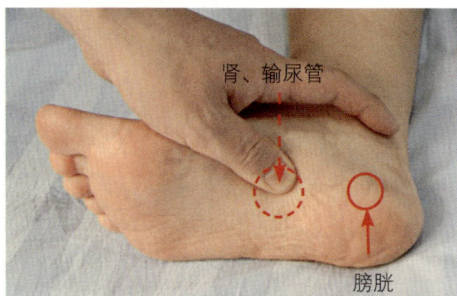

图8-12-1　按揉肾、输尿管区

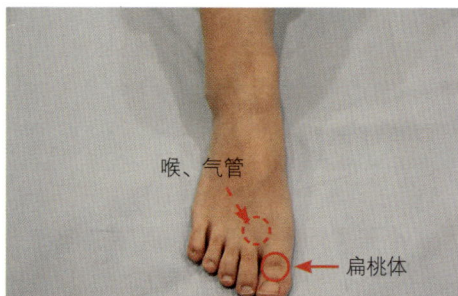

图8-12-2　按揉喉、气管反射区

足浴暖身方

白芷吴茱萸水

【用法】白芷、吴茱萸各20克，茴香10克。水煎煮取液浴足。每天1次，每次40分钟。

【功效】通窍开郁，温经止痛，主要用于咽部不适兼寒象者。

生活调养

食疗

绿茶蜂蜜饮

【主料】绿茶5克，蜂蜜适量。

【功效】清热利咽，润肺生津。

【适应证】此食疗方用于咽部不适，兼咽痛咽痒，心烦易怒等热象者。身凉畏冷者不宜。

日常按摩

点揉列缺、照海穴可利咽行气，重点太冲穴可疏肝行气，有助于慢性咽炎的治疗。

特别嘱托

（1）注意休息，避免过度说话。

（2）保持室内温度适宜、空气流通。

（3）注意口腔卫生；减少烟酒和粉尘刺激；纠正张口呼吸的不良习惯。

（4）加强身体锻炼，增强体质，积极治疗咽部周围器官的疾病。

第十三节　口腔溃疡

口腔溃疡也称复发性口疮，是一种反复发作的口腔黏膜疾病。它的特点是反复发作、灼痛难忍，同时能引起多种并发症。本病在中医学中属"口疮"范畴，发病与心肾不交，虚火上炎或脾胃湿热有关，治疗当以滋阴清火，清泄胃热为法。

身边故事

近日天气转冷，老王约了几个朋友去吃顿重庆火锅，喝点二锅头暖暖身子。谁料次日一早，老王便发现自己嘴里起了几个口疮，刷牙喝水都会疼痛不已，早饭也难以下咽，实在是苦不堪言。

案情分析

口疮多由火热毒邪，上犯于口，腐肉成脓而成。老王过食辛辣，并饮白酒若干，使湿热邪气蕴结肠胃，《灵枢·经脉》言胃经："入上齿中，还出挟口，环唇"，胃中热邪蒸腾而上，聚于口腔，灼伤肌肉，故产生口腔溃疡。治疗当清热利湿，除去胃中火热之邪，火邪去则口腔得安，起釜底抽薪之效。足疗宜取肾、肾上腺、输尿管、膀胱、胃等反射区以清热利湿，并取扁桃体反射区以疏通口腔局部经气，使郁火得散。

健足指导

按摩妙法

点揉肾、肾上腺、输尿管、膀胱、扁桃体反射区3分钟；以大拇指内侧肌肉丰厚处（大鱼际）用力擦足底5分钟（图8-13-1，图8-13-2，图8-13-3）。

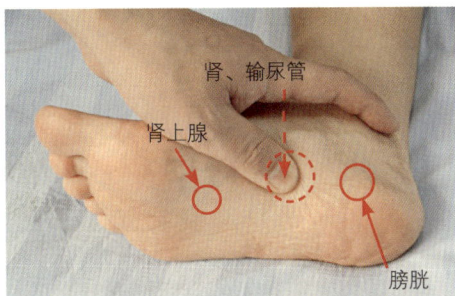

图8-13-1　按揉肾、输尿管区

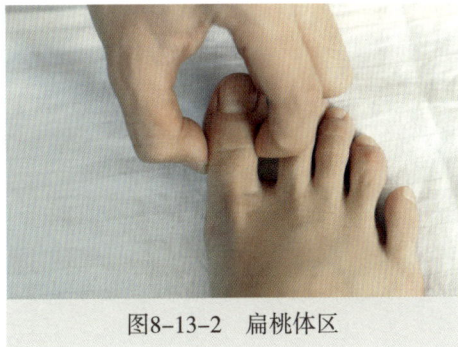

图8-13-2　扁桃体区

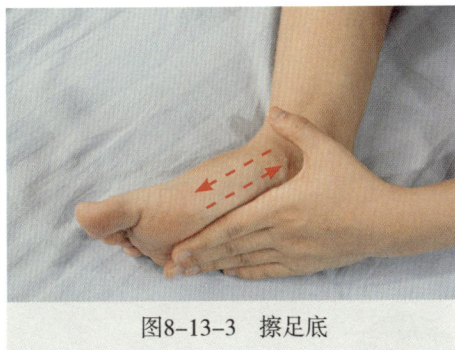

图8-13-3　擦足底

足浴暖身方

蒲公英水

【用法】鲜蒲公英200克。清水煎煮，取药液，去一部分漱口，留下部分与热水一同入盆足浴。每天2次，每次30分钟。

【功效】清热解毒，消肿排脓。

生活调养

食疗

莲心绿茶饮

【主料】莲子心5克，绿茶10克。

【功效】清热解毒，清心利口。

【适应证】此方适用于心火上炎所致口腔溃疡，可兼见心烦易怒等症；肠胃火盛者亦可，肾虚腰酸者不宜。

日常按摩

重点合谷、足三里、内庭穴，可清热通腑，有利于口疮的恢复。

特别嘱托

（1）注意口腔卫生，避免损伤口腔黏膜，避免辛辣性食物和局部刺激。

（2）保证充足的睡眠时间，避免过度疲劳。

（3）注意生活规律性和营养均衡性，养成定时排便习惯，防止便秘。

第十四节　牙痛

牙痛是指牙齿因各种原因引起的疼痛，为口腔疾患中常见的症状之一，可见于西医学的龋齿、牙髓炎、根尖周围炎和牙本质过敏等。遇冷、热、酸、甜等刺激时牙痛发作或加重，属中医学"牙宣"、"骨槽风"范畴。主要症状是牙齿或牙龈红肿疼痛，多因平素口腔不洁或过食辛辣、油腻、富含脂肪的食物引起。可分为胃火炽盛、风热外袭、肝肾阴虚等证，治疗以滋阴清热为法。

身边故事

大华近日工作繁忙，天天陪客户喝酒谈业务，时常要到十一二点。工作没忙完，牙齿却疼了起来，吃了几粒止痛药，却是治标不治本，药效一过，疼痛照旧。大华的妈妈心疼孩子，照着书上对大华又揉又按，才让牙痛缓解了些，好歹撑到业务谈完，得以去了医院。

案情分析

大华忙于工作，睡眠减少，使体内阴液不得充养，阳气偏亢；又过食酒肉，痰饮宿食内留肠胃，积而化火；兼以工作繁忙，心情焦虑，使气郁不舒，郁而化火。《灵枢·经脉》言胃经："入上齿中，还出挟口，环唇"，大肠经："入下齿中；还出挟口"，火热之邪循经上攻，灼于齿龈，故发作牙痛。单服止痛药难以治本，当养阴清火，引火归元。足疗宜取肾经涌泉、然谷、太溪，胃经内庭以及经外奇穴八风等。

健足指导

按摩妙法

点揉涌泉、然谷、太溪穴各3分钟；重点内庭穴3分钟；掐八风穴各1分钟（图8-14-1，图8-14-2，图8-14-3）。

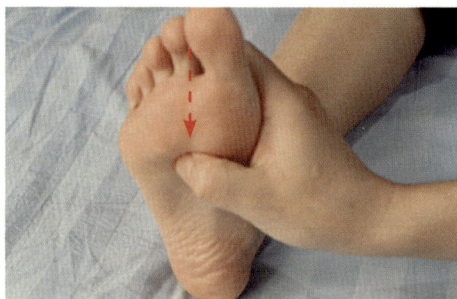

图8-14-1　按揉涌泉反射区

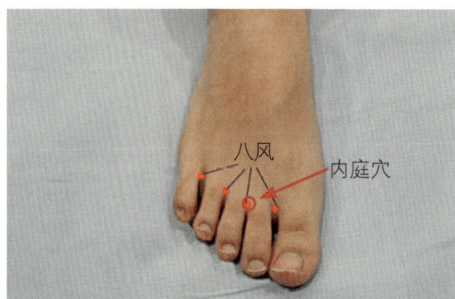

图8-14-2　八风穴

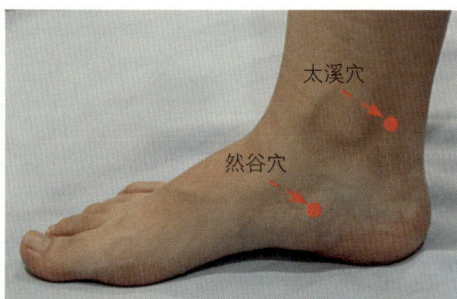

图8-14-3　按揉然谷、太溪

足浴暖身方

二黄丹皮水

【用法】大黄、黄芩、牡丹皮、牛膝各20克、生石膏50克。清水煎煮取药液与热水一同入盆足浴。每天1次，每次30分钟。

【功效】清热泻火，主治胃火牙痛。

生活调养

食疗

两冬粥

【主料】麦冬50克，天冬50克，大米100克。

【功效】滋阴清热，益胃生津。

【适应证】此方主治齿痛日久，阴液不足者，症见齿痛隐隐，牙龈肿胀较轻。胃火牙痛者亦可；风热牙痛者不宜。

日常按摩

点揉合谷、颊车、足三里穴，以清热止痛。

特别嘱托

忌食辛辣、酸冷食物，勿咬粗硬食物。平时注意口腔卫生。

第十五节　牙周病

　　牙周疾病是常见的口腔疾病，是引起成年人牙齿丧失的主要原因之一。主要症状是牙龈红肿、出血、牙龈溢脓、牙齿松动，咀嚼无力，食欲减退。中医学认为，肾主骨，从牙齿的生长状态可以观察肾中精气，也可以判断机体的生长发育状况、衰老程度和疾病情况。若牙龈发炎、出血、红肿、热、痛及口臭多为肾阴虚，火热毒邪外侵所致或二者兼而有之，治疗当以补肾阴为主；牙齿松动移位，牙齿酸软，咀嚼无力，齿龈分离甚至脱落属肾精不足之象。治疗当以补肾填精为主。

身边故事

　　小李今年二十多岁，从四五年前起，每天刷牙时牙龈都会出血不止。开始以为是牙刷太硬，换了软毛牙刷，可出血的问题却没能改善多少。不仅如此，小李的牙齿还逐渐松动，原先最喜欢的烤脆骨也不敢吃了。除此之外，小李还自觉腰酸脚凉，额头却又总是微微发热。苦恼不已的小李去了医院，医生说是肾精不足，虚火上炎，吃过几副药后，小李的病情才逐渐好转，牙齿也逐渐坚固了。

案情分析

　　《素问·宣明五气》言："肾主骨"，《素问·脉要精微论》言："腰为肾之府"，中医学认为，齿为骨之余。小李肾中精气不足，不能充养齿龈，荣养腰膝，故见牙龈出血，牙齿松动，腰膝酸软，下肢发凉。换用软毛牙刷不能解决问题的根本，当益肾壮腰，填精补髓，才可使疾病彻底治愈。足疗当取肾经太溪等穴，及肾反射区等，以培元固齿。

健足指导

按摩妙法

点揉肾、肾上腺、输尿管、膀胱各3分钟，后点揉上颌、下颌反射区各4分钟（图8-15-1，图8-15-2，图8-15-3）。

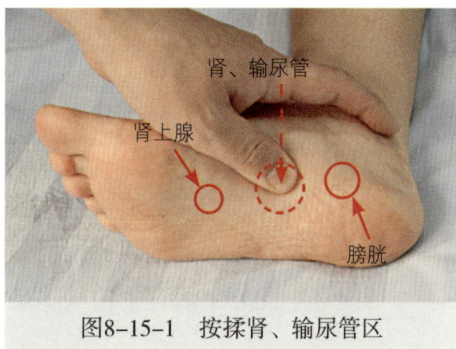

图8-15-1 按揉肾、输尿管区

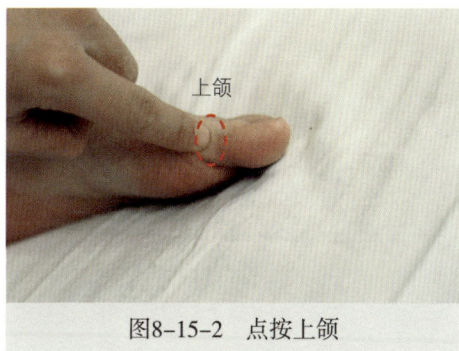

图8-15-2 点按上颌

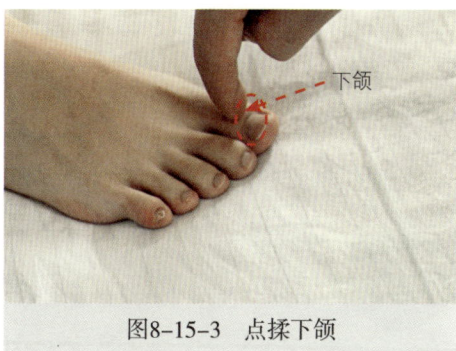

图8-15-3 点揉下颌

足浴暖身方

地骨皮水

【用法】五倍子、地骨皮各15克，淡竹叶10克，煎煮取药液浴足，每次30分钟，每日1次。

【功效】滋阴降火，用于阴虚火旺者。

生活调养

食疗

枸杞猪腰粥

【主料】枸杞子10克，猪肾1个（去内膜，切碎），粳米100克。

【功效】益肾阴、补肾阳、固精强腰。

【适应证】此方主治肾中精气不足者，若兼心急易怒者当慎用。

日常按摩

点揉肾俞、太溪、悬钟等穴，以填补肾精。

特别嘱托

（1）控制和消除牙菌斑、牙石。

（2）补充含有丰富维生素C、蛋白质的食品。

（3）坚决戒除对牙周组织有害的不良习惯（如吸烟、饮酒、单侧咀嚼等）。

第十六节　视疲劳

视疲劳是由于眼睛过度劳累而出现的眼肌疲惫及其他眼周组织的不适状态，会产生一定的视功能减退或一系列的眼部不适。视疲劳可表现为眼及眼眶周围疼痛、视物模糊、眼睛干涩、流泪等，甚至会出现头痛、恶心、眩晕等不适。视疲劳若长期得不到改善，会引起视力下降，近视眼与老花眼年龄提前等，严重的还会引发各种眼部疾病。中医学认为，五脏六腑之精气，皆上注于目而为之精，眼睛与五脏六腑皆有相关。故治疗当立足脏腑，辨证论治。

身边故事

张三是高三的学生，每天都要学习到深夜。随着高考的日子一天天临近，张三的视力也越来越差，有时学习不到一个小时，眼睛就会干涩酸痒，强行继续学习，眼睛就会胀痛欲缩，流泪不止，头晕头痛，学习效率大大降低。即使滴上眼药水，也只能缓解一阵儿。张三和张三的父母都为此心忧不已。

案情分析

《灵枢·大惑论》云："五脏六腑之精气，皆上注于目而为之精。精之窠为眼，骨之精为瞳子，筋之精为黑眼，血之精为络，其窠气之精为白眼，肌肉之精为约束"，《素问·五脏生成》言："肝受血而能视"。张三熬夜学习，阴液受损，肝血消耗，不能荣养目系；劳累日久，五脏劳伤，故见眼睛干涩，视物模糊，头痛头晕。张三的视疲劳不仅需要眼药水的滋润，更需要对肝脾肾等多脏进行调养。足疗当取肝、脾、肾等反射区，并对症选穴治疗。

健足指导

按摩妙法

点揉肾、输尿管、膀胱反射区各3分钟；重点眼、肝、脾、头、颈项、斜方肌反射区5分钟（图8-16-1，图8-16-2，图8-16-3）。

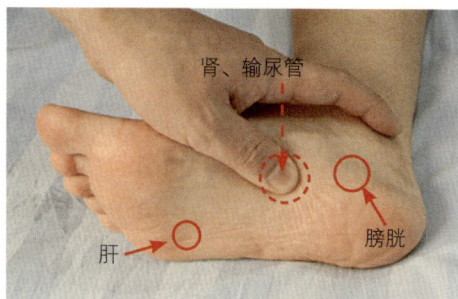

图8-16-1　按揉肾、输尿管区

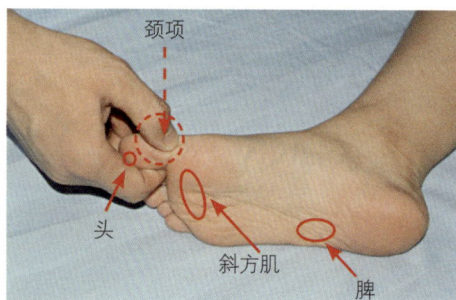

图8-16-2　按揉颈项区

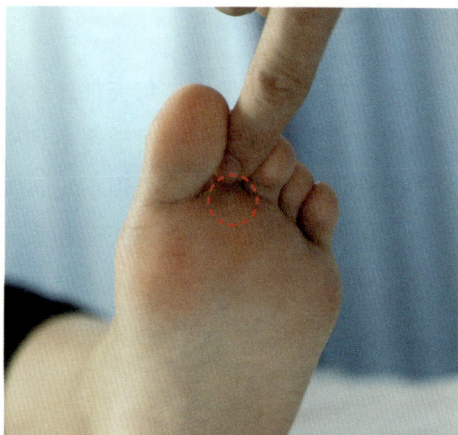

图8-16-3　点按眼区

足浴暖身方

归地明目水

【用法】丹参、熟地各15克，当归、柴胡、枸杞子、菊花各10克，煎煮取药液浴足，每次30分钟，每日1次。

【功效】养肝明目，适用于肝阴不足，肝郁气滞者。

生活调养

食疗

银杞明目汤

【主料】水发银耳15克，枸杞子5克，茉莉花24朵，鸡肝100克。

【功效】补肝益肾，明目养颜。

【适应证】此方用于肝肾不足，头晕，视物模糊者。

日常按摩

点揉攒竹、睛明、承泣、四白、太阳、血海穴，可缓解眼部疲劳症状。

特别嘱托

（1）防治视疲劳关键在于保证眼睛得到充分休息，并通过补充营养来提高眼睛的抗疲劳能力。

（2）保证充足的睡眠，经常进行体育锻炼，坚持做眼保健操。

（3）改善工作环境和照明条件，避免长时间、近距离地从事过于精细的工作。

（4）培养良好的读写姿势与用眼卫生习惯；定期检查视力，配戴合适的眼镜。

（5）经常服用对眼睛有保健作用的食品，或富含叶黄素、DHA、维生素A、维生素D的食物以及越橘提取物等，给眼睛补充足够的营养。

第十七节　麦粒肿

麦粒肿俗称针眼，又叫眼睑炎，是睫毛毛囊附近的皮脂腺或睑板腺的急性炎症。以胞睑边缘或内或外红肿热痛，有形如麦粒样小疮疖为主要表现。针眼多单眼发生，偶有两眼同发或反复交替发生者，多数患者数日后化脓，溃后肿消痛减而愈。中医学认为此为外感风热毒邪，过食辛辣，脾胃蕴积热毒，热毒上攻而致病。再加上平时眼睛过度劳累，或用不干净的手去揉擦眼睛就易发作此病。因此治疗麦粒肿当以疏风清热祛湿为法。

身边故事

小刘最近眼皮上长了一个小疙瘩，又疼又热，根本不敢碰。同事说是长了"针眼"，并拿他打起了趣。小刘下班赶去医院，大夫诊断为麦粒肿，用采血针放了血，并开了药膏。小刘涂药之后，很快就痊愈了。

案情分析

《灵枢·大惑论》云："肌肉之精为约束"，脾主肌肉，脾脏积热，上攻于目，灼伤眼睑，即可发为麦粒肿。《素问·六元正纪大论》言："火郁发之"，小刘就诊时，医生采取放血疗法，使孔窍打开，郁火从窍得出，热邪随血而尽，使眼部气血得以正常运行，麦粒肿便可消失，并以药膏涂抹麦粒肿局部，数功俱下，使麦粒肿快速得愈。足疗可取眼、肾等反射区，亦可达到同样的效果。

健足指导

按摩妙法

揉压肾、肾上腺、膀胱、输尿管、眼、三叉神经反射区3分钟（图8-17-1，图8-17-2）。

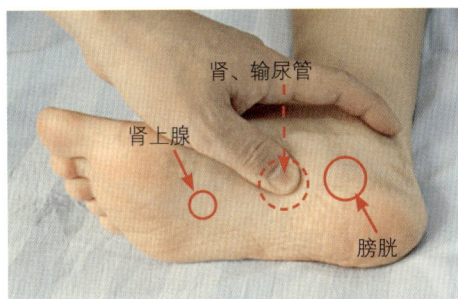

图8-17-1　按揉肾、输尿管区

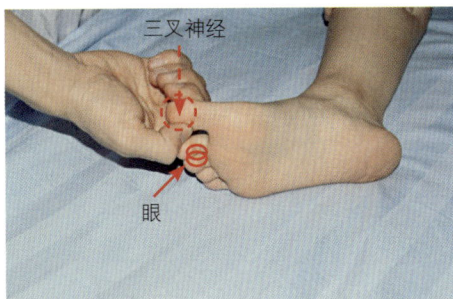

图8-17-2　按揉三叉神经区

足浴暖身方

草决明水

【用法】草决明50克。清水煎煮，取药液与热水一同入盆足浴。每天2次，每次40分钟。

【功效】散风清热，泻火通便。主治麦粒肿。

生活调养

食疗

绿豆汤

【主料】石榴叶10克，绿豆30克。

【功效】清热解毒，散结明目。

【适应证】此方用于风火上攻所致麦粒肿者，对慢性麦粒肿效差。

日常按摩

重点太阳、内庭、足窍阴穴，有助于麦粒肿的治疗。

特别嘱托

（1）注意眼部卫生，增强体质，避免偏食，避免过劳。

（2）有屈光不正者，应及时矫治。

（3）患病时饮食宜清淡，忌食辛辣煎炸之品，忌饮酒。

（4）保持大便通畅。

（5）如果症状较重，应该及时到医院就诊。

第十八节　沙眼

　　沙眼是由沙眼衣原体引起的一种慢性传染性结膜角膜炎，是致盲的眼病之一。因其在睑结膜表面形成粗糙不平的外观，形似沙粒，故名沙眼。沙眼衣原体常附在病人眼的分泌物中，任何与此分泌物接触的情况，均可造成沙眼传播感染的机会。中医学治疗本病，当内外兼施，轻证可以局部点药为主，重证则除点眼药外，宜配合内治，以疏风清热，活血通络为基本治法。

身边故事

　　徐叔最近眼睛不太舒服，眨眼时总觉得眼里有什么东西磨得慌，怕光，不自主地流眼泪，眼睛还总是红红的，好似没睡好一般。徐叔本来没怎么在意，不想几天后徐叔的夫人也出现了同样的症状，徐叔赶紧带着妻子去了医院，大夫一检查，发现是沙眼，予以抗生素治疗，徐叔夫妇的眼睛，才得以痊愈。

案情分析

　　《灵枢·大惑论》云："其窠气之精为白眼"，中医五轮学说认为，白睛为气轮，属肺。肺热邪气，疫戾之气外犯肺卫，肺经风热上干于目，故见目赤红肿，视物模糊，治当疏风清热，活血通脉，宣散肺卫热邪，使目系得安。足疗当取眼、肾、肝、脾等反射区，以加强治疗效果。

健足指导

按摩妙法

点揉肾、输尿管、膀胱反射区3分钟，后重点压眼、三叉神经、肝、脾反射区3分钟（图8-18-1，图8-18-2，图8-18-3）。

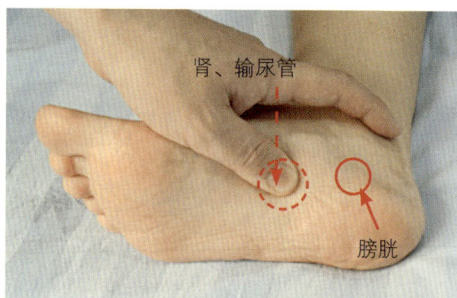

图8-18-1　按揉肾、输尿管区

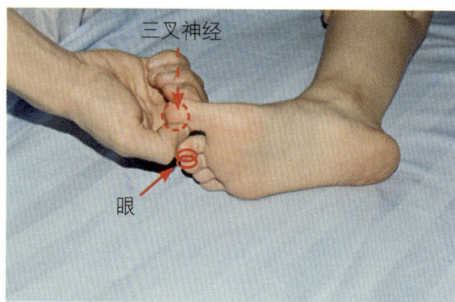

图8-18-2　按揉三叉神经区

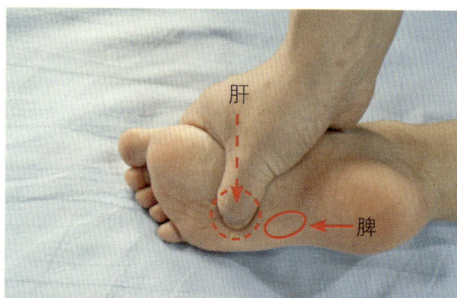

图8-18-3　按揉肝区

足浴暖身方

疏风明目水

【用法】陈皮10克，连翘10克，防风8克，知母10克，黄芩10克，玄参10克，黄连10克，煎煮取药液浴足，每日1次，每次30分钟。

【功效】疏风清热，滋阴明目，主治风火上攻目系之沙眼。

生活调养

食疗

薏苡绿豆桃仁粥

【主料】薏苡仁30克，绿豆30克，桃仁10克，粳米100克。

【功效】清热利湿，活血明目。

【适应证】此方主治风热外袭，体肥，内有痰湿者。无痰湿者当去薏苡仁。

日常按摩

点揉太阳、合谷、外关穴，以疏散外邪，加强治疗作用。

特别嘱托

（1）注意不要与他人共用毛巾。

（2）不可用手揉眼睛，保持眼部清洁卫生。

（3）忌油炸、辛辣、刺激性食物。

（4）按时滴眼药水，注意休息眼睛。

第十九节　慢性支气管炎

慢性支气管炎是指气管、支气管黏膜及其周围组织的慢性非特异性炎症。一般起病缓慢，病程较长，因反复发作而加重。临床上会出现连续2年以上，每次持续3个月以上的咳嗽、咳痰或气喘等症状。早期症状轻微，多在冬季发作，春暖后缓解；晚期炎症加重，症状长年存在，不分季节。此外，长期吸烟、感染、长期接触刺激性烟雾及粉尘，以及患者易过敏的体质都易诱发慢性支气管炎。中医学认为慢性支气管炎以肺肾不足，痰饮伏肺为主，治当补益肺肾，温化痰饮。

身边故事

宋大爷肺不太好，每年冬天都很难熬，只要天气一凉，北风一到，就要开始咳嗽，爬个楼梯，买个菜还要喘好久才能缓过来，直到来年春天过半，天暖和了，才能舒服些。宋大爷去医院检查，说是慢性喘息性支气管炎，连汤药带三伏贴治了几年，终于能像别的老同志一样遛弯逛公园了。

案情分析

《素问·上古天真论》言："七八，肝气衰，筋不能动，天癸竭，精少，肾脏衰，形体皆极，八八，则齿发去。"宋大爷年事已高，正气不足，肺脾肾不能如常运化水饮，使痰饮内生，《医宗必读·痰饮》言："肺为贮痰之器"，可知痰饮存于肺中。宋大爷阳气不足，不能抗御风寒邪气，风寒内侵，引动痰饮，故见咳喘等症。足疗取肾、脾、气管等反射区，可温肾补阳，有助于慢性支气管炎的治疗。

健足指导

按摩妙法

　　按摩肾、输尿管、膀胱反射区各3分钟，甲状腺、肾上腺、脾反射区各2分钟、气管反射区4分钟，胸部淋巴腺、上身淋巴腺反射区各1分钟（图8-19-1，图8-19-2，图8-19-3）。

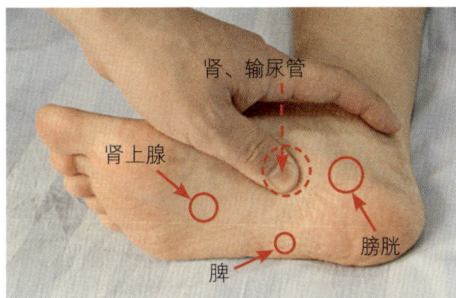

图8-19-1　按揉肾、输尿管区

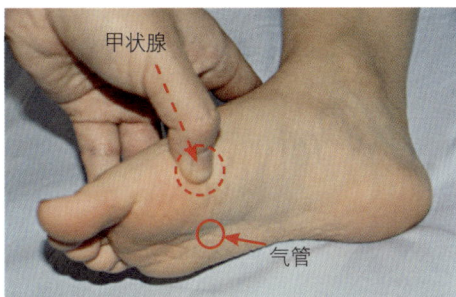

图8-19-2　按揉甲状腺区

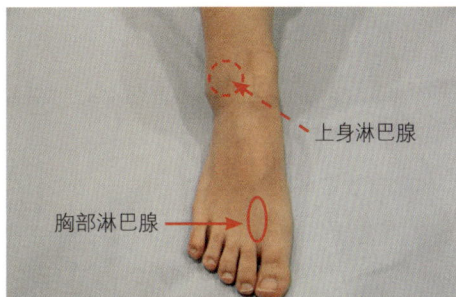

图8-19-3　按揉上身淋巴腺反射区

足浴暖身方

木槿水

【用法】鲜木槿条200克。将木槿条洗净、切断，清水煎煮2次，取药液与热水一同入盆足浴。每天2次，每次30分钟。

【功效】宽胸理气，适用于各种慢性支气管炎。

生活调养

食疗

冰糖双耳

【主料】水发白木耳、黑木耳各150克，冰糖、樱桃适量。

【功效】滋阴润肺，补肾益脑。

【适应证】此方用于肺肾不足，肺燥少痰之证。痰饮壅肺，痰多质清者不宜。

日常按摩

时常点揉气海、肺俞、脾俞、肾俞、足三里等穴，可培补正气，增强体质。

特别嘱托

（1）注意保暖，预防感冒。

（2）戒烟，忌食生冷辛辣腥发之品，并适当锻炼，增强体质，及时治疗上呼吸道感染。

第二十节　支气管哮喘

支气管哮喘是一种过敏性疾病，多数在年幼或青年时发病，并在春秋季或遇寒时发作。哮喘发作时来去较快，且以呼气困难为特点，哮喘停止后如同常人。但是如果反复发作，不能缓解，可发展为肺气肿、肺心病。哮喘的病因还不十分清楚，多认为是多基因遗传有关的变态反应性疾病，环境因素对发病也起重要的作用。中医学认为，哮喘的原因是痰浊内伏，感受外邪或其他因素后诱发。主要病位在肺，涉及脾、肾。治疗当以除痰健脾益肾为法。

身边故事

小张在小时就患有哮喘病，每年冬天寒假时都会感觉气喘，呼气困难，但一般几天就缓解了。今年秋天气温骤降，小张哮喘突然发作，喉中有哮鸣音，喘憋难卧，连话都说不出来。家人急忙把小张送到医院，吸药之后，小张的症状才得以缓解。

案情分析

《医碥·哮喘》言："哮者……得之食味酸咸太过，渗透气管，痰入结聚，一遇风寒，气郁痰壅即发"，《丹溪心法》言："未发以扶正气为主，既发以攻邪气为急"。小张素体不足，痰浊伏肺，复受风寒之气，引动痰邪，壅遏气道，发为此证。急性期，当以吸药扩张支气管，以免发生危险；急性期过后，则当温补肺肾，温化痰饮，培元固本，以竟全功。足疗当取肺、支气管、肾、脾等反射区，并随症选取相应部位以辅助治疗。

健足指导

按摩妙法

点揉肾、输尿管、膀胱反射区各3分钟，肺及支气管反射区各4分钟，肾上腺、脾、胸、膈（横膈膜）、上身淋巴腺反射区各2分钟（图8-20-1，图8-20-2，图8-20-3）。

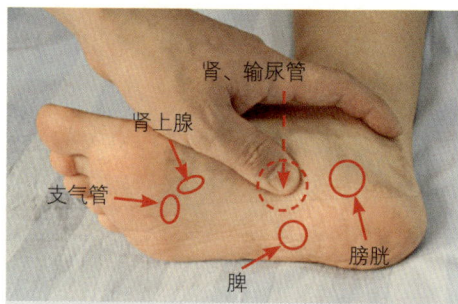

图8-20-1　按揉肾、输尿管区

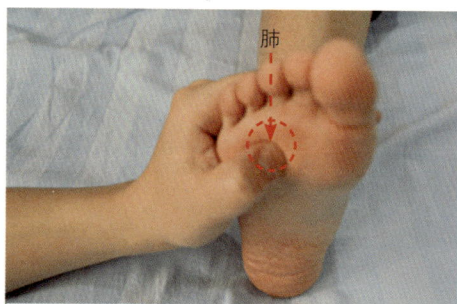

图8-20-2　按揉肺区

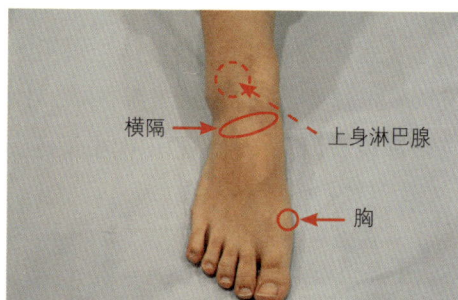

图8-20-3　按揉上身淋巴腺反射区

足浴暖身方

三仁定喘汤

【用法】胡椒7粒，桃仁10粒，杏仁4粒，栀子仁3粒，加水煎出约2000毫升药液，倒入足浴盆备用。

【功效】支气管哮喘寒饮伏肺者。

生活调养

食疗

山药粥

【主料】山药40克，鸡子黄2个，粳米100克。

【功效】培补脾肾，益气固精。

【适应证】此方适用于肺肾气虚，痰饮不重之哮喘缓解期病人；痰浊壅盛者慎用，急性期患者忌之。

日常按摩

哮喘发作期可重点定喘、孔最穴，并拍打尺泽穴，以缓解症状，争取救治时间。

特别嘱托

（1）注意保暖，预防感冒。

（2）经常锻炼身体，增强机体抵抗力、禁烟酒。

第二十一节 慢性结肠炎

慢性结肠炎又称慢性非特异性溃疡性结肠炎，是一种原因不明的直肠和结肠疾病。主要临床表现为腹泻、黏液脓血便，腹痛和里急后重。病情轻重不一，常反复发作。本病可发生于任何年龄，但以20～40岁为多。男女发病率无明显差别。中医学认为，这种慢性腹泻多属肾虚所致，所以有"肾泻"之称。肾阳虚衰，命门之火不能温煦脾土，不能帮助脾胃腐熟水谷，消化吸收，运化失常就会出现泄泻，治疗当以补肾为主。

身边故事

老王的肠胃不好已有很多年了，有时便秘，有时又会腹泻，腹泻时还会感觉有黏液，这次感觉下腹部疼痛，便去医院做了检查，医生诊断老王患了慢性结肠炎。

案情分析

中医学认为肾开窍于耳及二阴，肾司二便。老王年事已高，天癸将尽，肾中元阳将衰，肾气不足，难以执行司二便的功能；又兼老王肠胃不好多年，脾土早弱，不能有效地运化水谷，以培养先天。脾肾阳气俱不足，大便无主所司，故见大便不规律、腹泻、便秘等症，治当温脾暖肾，补阳通便。足疗可以有效地温补脾肾，治当取肾、结肠等反射区，并以温水药浴，常能取得较好的疗效。

健足指导

按摩
妙法

　　点揉肾、膀胱、输尿管反射区各3分钟；点按腹腔神经丛、升结肠、横结肠、降结肠、直肠、腹部淋巴结反射区各2分钟（图8-21-1，图8-21-2，图8-21-3）。

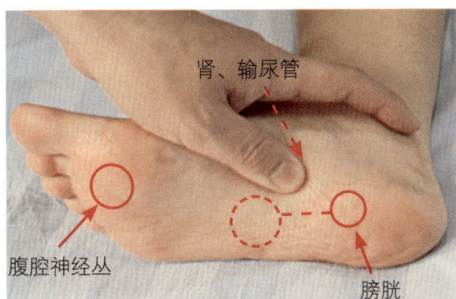

图8-21-1　按揉肾、膀胱、输尿管区

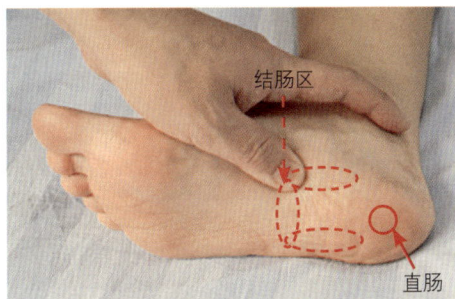

图8-21-2　按揉结肠区

足浴
暖身方

香蕉皮水

【用法】香蕉皮300克，盐15克。清水煎煮，取药液与热水一同入盆足浴。每天2次，每次30分钟。

【功效】润肠通便，适用于慢性结肠炎。

生活调养

食疗

蒸山药

【主料】山药50克，白糖适量。

【功效】补益脾肾。

【适应证】此方适用于以脾肾不足为主，痰浊湿热宿食积滞较少之证，便臭秽者不宜。

日常按摩

点揉足三里、上巨虚、三阴交，有助于健脾泻浊，润肠通便。

特别嘱托

（1）本病在发作期不宜进食豆类及豆制品，麦类及面制品，以及大蒜、韭菜、洋山芋、皮蛋、卷心菜、花生、瓜子等易产气食物。因为一旦进食，胃肠道内气体增多，胃肠动力受到影响，即易诱发本病。

（2）注意饮食卫生，不吃生冷、坚硬及变质的食物，禁酒及辛辣刺激性强的调味品。

（3）平常应加强锻炼，注意腹部保暖。

第二十二节 腰痛

腰痛是以腰部一侧或两侧疼痛为主要症状的一种病证。西医的肾脏疾病、风湿病、腰肌劳损、脊柱及脊髓疾病等都会导致腰痛。其中损伤性疼痛多为隐痛，时轻时重，经常反复发作，休息后减轻。疼痛多与气候有关，常在天气突变或阴雨寒冷季节加重。腰部活动可无明显受限。病变部位常触及压痛点与条索状物，并可见肌肉痉挛拘急。中医学认为本病是肾虚，抗病力差，腰部容易受风寒湿邪侵袭，导致腰部经脉气滞血瘀，引起疼痛。治当通经止痛，补肾壮腰。

身边故事

郑婶最近更年期，一天到晚腰酸腰痛，不时还浑身发热，大汗淋漓，腿脚也觉得没什么劲。去外面做了个腰部按摩，当时虽然见好，可没几天腰又疼得不行，干点活就觉得没劲。去医院开了汤药，服过之后，才得以缓解。

案情分析

《素问·脉要精微论》言："腰为肾之府"，《素问·灵兰秘典论》言："肾者作强之官，伎巧出焉"，可知腰部的状态与肾脏息息相关。郑婶正值更年期，天癸将尽，肾中精血将衰，不能荣养腰部，故稍受风寒邪气，便会痹阻气血，腰痛不止。推拿松解局部，能开通痹阻的经脉，缓解局部症状，但不去根本。当补肾壮腰，兼以腰部锻炼，才可保持持久的疗效。足疗则当取肾、腰椎等反射区，既补腰肾，又通经脉，标本兼顾，以竟全功。

健足指导

按摩妙法

点揉昆仑、涌泉穴各5分钟，肾、腰椎、髋关节、骶骨反射区各4分钟（图8-22-1，图8-22-2，图8-22-3）。

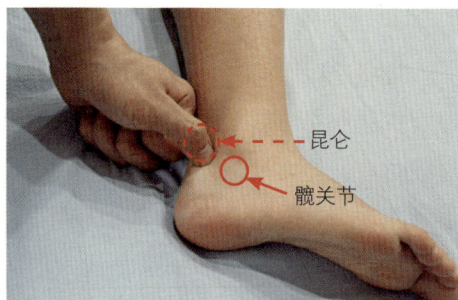

图8-22-1　按揉昆仑穴

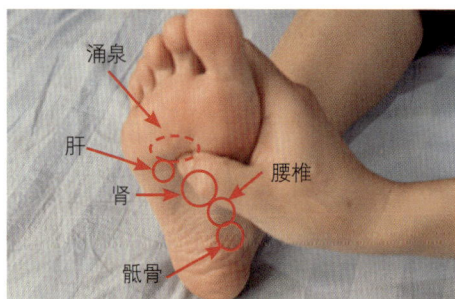

图8-22-2　按揉涌泉穴

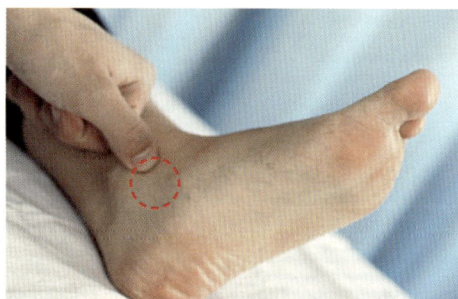

图8-22-3　点揉腰椎

足浴暖身方

暖肾方

【用法】川牛膝、杜仲、赤芍各15克，肉桂10克，煎煮取药液浴足，每次30分钟，浴足时可揉压涌泉、昆仑穴，每日1～2次。

【功效】补肾驱寒，适用于寒湿腰痛。

生活调养

食疗

杜仲核桃猪腰汤

【主料】猪肾（猪腰）1对切片，大枣2个去核，杜仲10克，核桃肉20克，生姜2片。

【功效】补肾填精，养髓通络。

【适应证】此方适用于肾精不足者，宜在风寒湿气等外邪将尽后服用，外邪重者效差。

日常按摩

点揉肾俞、三阴交、委中、绝骨，可补肾强腰，通络止痛。

特别嘱托

选择令腰部舒适的睡眠体位休息，注意腰部防寒保暖，减少引起腰部不适的动作或姿势，坚持腰部肌肉训练，女性患者不宜穿高跟鞋。

第二十三节　腰肌劳损

腰肌劳损是由诸多原因引起的腰部软组织，包括腰部肌肉、韧带、筋膜等的慢性损伤，而出现缺血、变性、渗出、粘连等现象。其病因包括：①急性腰扭伤后治疗不及时，处理方法不当及长期反复扭伤引起。②长期反复的过度腰部运动及过度负荷，如长时间坐位、久站或从弯腰位到直立位，手持重物、抬物，均可使腰肌长期处于高张力状态，久而久之可导致慢性腰肌劳损。③与气候、环境条件也有一定关系，气温过低或湿度太大都可促发或加重腰肌劳损。

身边故事

搬家公司的搬运工王师傅，于四五年前开始出现腰部不适的症状。但是由于工作繁忙，王师傅只是在很难受或者酸痛难忍的时候贴贴膏药，用暖水袋敷一敷，休息一阵，症状就会缓解很多。随着时间的延长，王师傅这个毛病时好时坏、时轻时重，反复发作。前几天王师傅上班时，出现了明显的腰部酸痛，甚至连弯腰都费劲，于是去医院检查做了X线片。检查结果是无阳性表现，属于腰部软组织积累性损伤，也就是我们经常说的腰肌劳损。

案情解析

王师傅的腰肌劳损是由于长期、反复过度腰部运动和过度腰部负荷而造成的。其主要表现为腰部酸痛，不能坚持弯腰工作，劳累加重，休息后可减轻，腰部有压痛点。王师傅的X线片说明腰椎没有大问题，而腰痛的主要原因在于腰部软组织的慢性损伤。《黄帝内经》中记载："腰为肾之府"，所以治疗腰肌劳损的思路应该从补肾的角度着手进行。足部治疗应该选取肾、腰椎等反射区来进行刺激治疗。这对于恢复腰肌劳损、缓解不适症状都有很好的作用。

健足指导

按摩妙法

拇指按揉肾、膀胱及输尿管反射区各3分钟。再用大力度点压胸椎、腰椎、骶骨反射区各3分钟（图8-23-1，图8-23-2，图8-23-3，图8-23-4）。

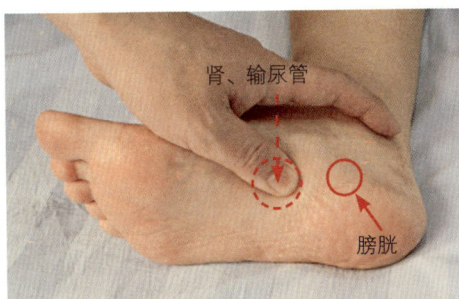

图8-23-1 按揉肾、输尿管区

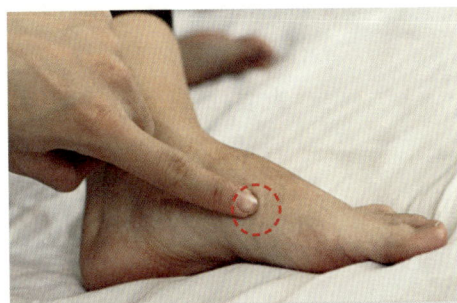

图8-23-2 点揉胸椎区

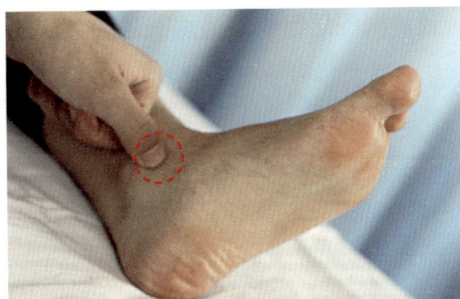

图8-23-3 点揉腰椎区

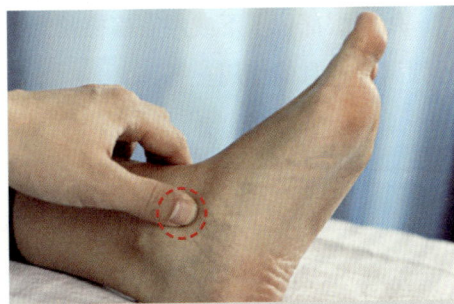

图8-23-4 点揉骶骨区

足浴暖身方

【用法】当归、续断、川牛膝、透骨草各15克，桂枝、木香各10克，煎煮取药液浴足，每日1次，每次30分钟。

【功效】补肾养血，舒筋活络。

生活调养

食疗方

枸杞羊肾粥

【主料】鲜枸杞叶500克，羊肾2只，大米250克。

【功效】补肾强腰，活血通络。

【适应证】此食疗方适于各种原因引起的腰肌劳损患者，长期服用可以补益肾精、强腰壮体，活血化瘀、通经活络，缓解腰部酸痛、活动受限等不适症状。

日常按摩

用掌根部位上下或左右横擦腰骶，可达到热向深层组织"透热"目的，从而起到温肾补肾的作用。

特别嘱托

（1）注意尽可能变换姿势，纠正习惯性不良姿势。

（2）晚上宜睡板床，白天可用宽皮带束腰。

（3）加强腰肌锻炼，减少腰肌损伤。

（4）注意局部保暖，节制房事。

第二十四节　慢性肾炎

慢性肾小球肾炎，简称为慢性肾炎，是指各种病因引起的双侧肾小球弥漫性或局灶性炎症改变；临床起病不显著，病程长，病情发展缓慢的一组原发性肾小球疾病的总称。临床表现有水肿、高血压和尿异常改变。慢性肾炎患者还会出现头晕失眠、神情疲惫、食欲减退、不耐劳作，以及程度不等的贫血等临床症状。

身边故事

刚刚退休的老张最近经常感到头晕乏力，并且睡眠质量不好，胃口也受到影响，没做什么事就感到很劳累，在家里一量血压，还比较高。老伴担心他的健康，就陪他去医院检查。经过尿沉渣、放射性核素、B超、X线等系列检查，发现双侧肾脏均见缩小，两肾功能呈现对称性减退，弥漫性肾小球病变，有尿潜血和蛋白尿。最后医生诊断老张患了慢性肾炎，而血压升高正是由于慢性肾炎所导致的。

案情解析

老张的高血压正是由于肾功能减退所导致的。按照中医学理论分析，老张出现蛋白尿属于肾精外泄，而肾精肾气不足会使肾主收藏的功能减退，那么肾所收藏的气血就会往上走，从而出现高血压的症状。再说尿异常现象，几乎是慢性肾炎患者必有的症状，包括尿量变化和尿检的异常。当患者肾脏受到严重损害，尿的浓缩—稀释功能发生障碍后，还会出现夜尿量增多和尿比重下降等现象。几乎所有的患者还会出现蛋白尿。足疗可以选择肾和膀胱相应的反射区来加以调理。

健足指导

按摩妙法

拇指按揉肾、输尿管、膀胱、肾上腺反射区各4分钟，然后拇指按揉涌泉穴5分钟（图8-24-1，图8-24-2）。

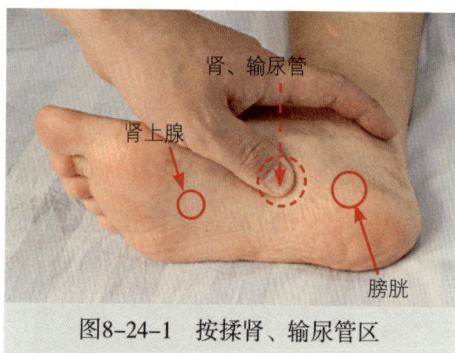

图8-24-1　按揉肾、输尿管区

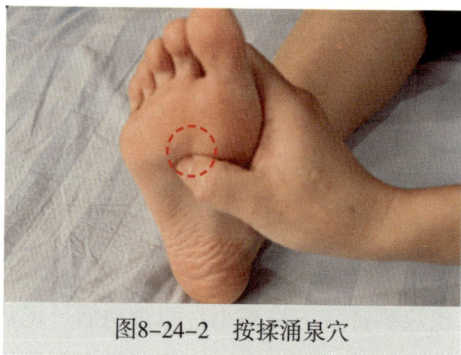

图8-24-2　按揉涌泉穴

足浴暖身方

1　二皮白术水

【用法】茯苓皮、大腹皮、白术、淮山药各30克，清水煎煮，取药液与热水一同入盆足浴。每天1次，每次40分钟。

【功效】健脾利水消肿。

2　桐豆汤

【用法】梧桐叶、赤小豆各10克，水煮后热浴足，每日2次，每次25分钟。

【功效】利湿消肿。

3　葱茎发汗汤

【用法】葱叶及茎适量，水煮后热浴足，每日2次，每次25分钟。

【功效】解表发汗。

生活调养

食疗方

1 冬瓜赤豆粥

【主料】冬瓜100克，赤小豆200克。

【功效】健脾和胃，利水消肿。

【适应证】此食疗方适合肾炎高血压而水肿较重的患者。

2 红枣三皮饮

【主料】葫芦皮、冬瓜皮、西瓜皮各30克，红枣10克。

【功效】健脾和胃，利水消肿。

【适应证】此食疗方可以消退慢性肾炎引发的浮肿。

日常按摩

用拇指或食指关节按揉太溪、涌泉、中极2～5分钟不等，力度以出现酸胀感觉为好，长期坚持可以益肾填精、强身壮体。

特别嘱托

（1）防止呼吸道感染，切忌劳累，限制食盐摄入量。

（2）忌服对肾脏有毒性作用的药物。

（3）适当补充高密度脂蛋白胆固醇食物，如鸡蛋、牛奶、鱼类和瘦肉等。

（4）必要时加口服适量必需氨基酸。

第二十五节　神经性皮炎

神经性皮炎是一种常见的皮肤功能障碍性疾病，具有明显的皮肤损害。多发生在颈后部或其两侧、肘窝、腘窝、前臂、大腿、小腿及腰骶部等位置。常成片出现，呈三角形或多角形的平顶丘疹，皮肤增厚，皮脊突起，皮沟加深，形似苔藓。常呈淡红或淡褐色。剧烈瘙痒是其主要的症状。如全身皮肤有较明显损害者，又称之为弥漫性神经性皮炎。

身边故事

最近小陈新换了工作，虽然涨了薪水，但由于工作难度和强度明显加大，小陈有些不适应，压力很大，感觉很紧张，不自觉时经常抓头发。过了几周，小陈突然发现自己的后颈部有一块皮肤经常感觉瘙痒异常，对着镜子一看，竟然有一块颜色发深、表面粗糙的皮疹。去医院皮肤科检查，医生诊断小陈患上了神经性皮炎。

案情解析

小陈患的神经性皮炎是由于工作环境的改变，以及连带的过度紧张、忧郁、疲劳、焦虑、急躁所诱发的。当然小陈偶尔的局部搔抓、刺激、衣领的摩擦、刺激性食物也会引起此病。总之小陈所患的神经性皮炎是一种常见的皮肤疾病，诸多原因都可以引起。足疗对于此病的防治不失为一种很好的调理方法，治疗当刺激足部的肾区、肝区、患病区域的反射区进行调理。

健足指导

按摩妙法

　　拇指按揉肾、膀胱，刮压输尿管反射区各3分钟，再用食指关节以较大力度点压甲状腺、甲状旁腺、肾上腺反射区各4分钟，最后再拇指按揉肝、脾反射区各2分钟（图8-25-1，图8-25-2）。

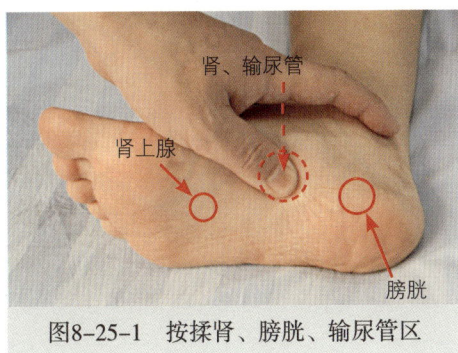

图8-25-1　按揉肾、膀胱、输尿管区

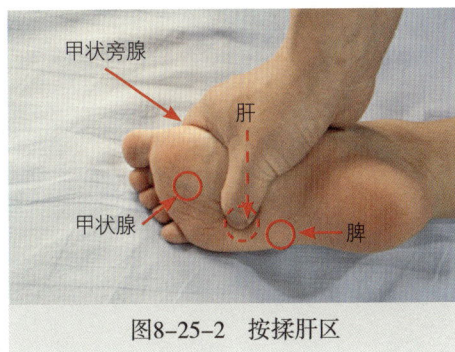

图8-25-2　按揉肝区

足浴暖身方

【用法】丝瓜络10克，煎汤。浴足。

【功效】疏风清热。

生活调养

食疗方

芹菜粥

【主料】新鲜芹菜60克，粳米50克。

【功效】清热解毒。

【适应证】此食疗方适用于神经性皮炎患者的日常保健，可长期食用。

日常按摩

拇指按揉三阴交穴5分钟，以酸痛为宜。

特别嘱托

（1）少吃海鲜、羊肉等食物。忌酒、刺激性食物。可多食水果蔬菜、豆类食品。

（2）忌用手搔抓，忌用热水、肥皂洗擦患部。

（3）生活起居有规律。避免精神紧张和忧虑，克服悲观或急躁情绪。

第二十六节　脂溢性皮炎

脂溢性皮炎是机体内皮脂腺分泌功能亢进，皮脂过多的排出而堆积在皮肤上，使堆积处皮肤发生的慢性炎症性病变。好发于皮脂腺分布较多的地方，如头皮、面部、胸部及皱褶部。头皮部位，开始为轻度潮红斑片，上覆灰白色糠状鳞屑，伴轻度瘙痒，严重者伴有渗出、厚痂、有臭味，可侵犯整个头部。面部损害多见于鼻翼、鼻唇沟和眉弓，有淡红色斑，覆以油腻性黄色鳞屑，常满面油光。胸部、肩胛部，初为小的红褐色毛囊丘疹伴油腻性鳞屑，以后渐成为中央具有细鳞屑，边缘有暗红色丘疹及较大的油腻性的环状斑片。皱褶部多见于腋窝、乳房下、脐部和腹股沟等。多见于肥胖的中年人。

身边故事

柴女士，35岁。两年前面颈及后背油腻脱屑及瘙痒。起初面部起丘疹，脱屑，后蔓延至颈及后背，瘙痒。去医院曾诊断为脂溢性皮炎，口服及外涂过多种药物，未见显效。面颈部及后背均可见潮红斑片及油腻性痂屑，后背局部糜烂、渗出。口苦，小便赤，大便臭秽。医生诊断：脂溢性皮炎（结痂型）。与免疫、遗传、激素、神经和环境因素有关，易反复发作。

案情解析

脂溢性皮炎的发病原因尚不清楚，一般认为与性腺分泌紊乱有关，为雄激素分泌亢进所致。除此以外，有的认为与消化功能失常，食糖、脂肪过多，精神紧张，过度劳累，细菌感染，B族维生素缺乏等也有一定关系。

中医学认为脂溢性皮炎的发生为肾阴不足，相火妄动，或肺胃血热上冲，热毒不得疏通，而致局部新陈代谢与血液微循环发生障碍所致。足疗当刺激足部的肾、膀胱等反射区来疏通，并且还要对症选穴治疗。

健足指导

按摩妙法

先用点法按摩揉肾、膀胱、输尿管、卵巢（睾丸）、大肠反射区各3分钟（图8-26-1，图8-26-2，图8-26-3）。

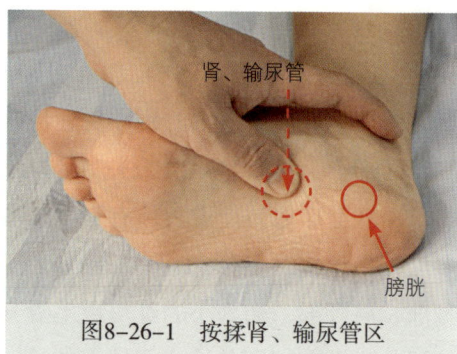

肾、输尿管

膀胱

图8-26-1　按揉肾、输尿管区

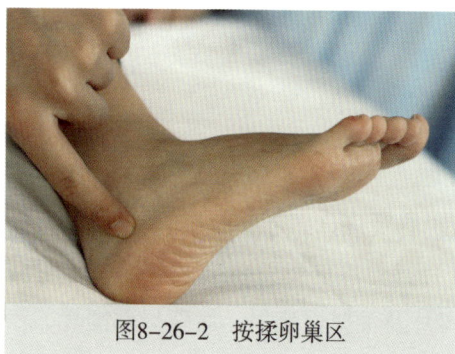

图8-26-2　按揉卵巢区

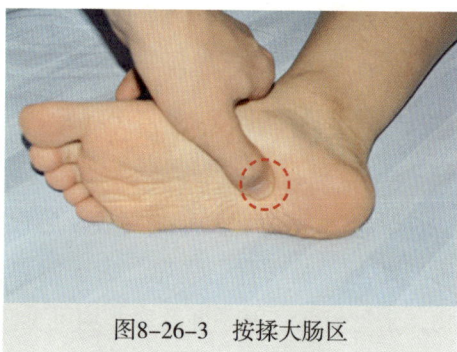

图8-26-3　按揉大肠区

足浴暖身方

银花连翘水

【用法】金银花、连翘、黄芩各15克，大黄10克。加清水泡20分钟后煎煮。取药液与热水足浴。每日1次，每次40分钟。

【功效】清热解毒，活血消肿。

生活调养

食疗

薏苡仁红缨粥

【主料】薏苡仁30克，萝卜缨30克，马齿苋30克。

【功效】清热利湿。

【适应证】将上三味洗净，萝卜缨和马齿苋切碎，加水适量，煮粥，每日1
剂，1个月为1个疗程。

日常按摩

按摩用拇指点揉血海、阴陵泉、三阴交各2分钟；点揉足三里、丰隆穴各3
分钟。

特别嘱托

（1）患者应注意生活规律，保证充足睡眠。

（2）限制多脂及多糖饮食，忌饮酒和辛辣刺激性食物，多吃蔬
菜、水果，多饮水，少用热水洗头。

（3）调节胃肠功能，保持大便通畅。

（4）必要时需及时就医，以免耽误病情。

第二十七节　湿疹

湿疹又称"湿疮"，是由多种内外因素引起的过敏性炎症反应性皮肤病。以多形性皮疹、湿润、对称分布、剧烈瘙痒、易于复发和慢性化为特征。可发于面部、耳部、乳头、脐部、肘窝、膝窝、小腿、手掌、阴囊、女阴、肛门等多处。

身边故事

周女士的小宝宝已经7个半月了，这次去打预防针时，医生却不给他打了，原来小宝宝胳膊上有湿疹。医生建议等湿疹消下去后再进行注射。

案情解析

本病病因复杂，吸入物、摄入物、病灶感染、内分泌及代谢障碍、寒冷、湿热、油漆、毛织品、麦芒等刺激均可导致发病。根据湿疹症状和发病缓急可分为急性、亚急性和慢性三期。中医学认为本病多为脾失健运，致使湿热内蕴，又外感风湿热邪，内外两邪相搏，充于腠理，浸淫肌肤，而发为本病。

健足指导

按摩妙法

先按揉肾上腺、肾、膀胱，刮压输尿管反射区2分钟，然后以较大力度推按揉压肺、脾、脑垂体、甲状腺、甲状旁腺反射区4分钟（图8-27-1，图8-27-2，图8-27-3，图8-27-4）。

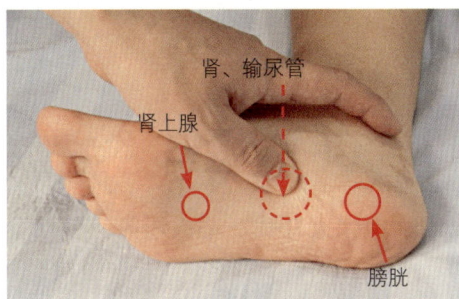

图8-27-1　按揉肾、输尿管区

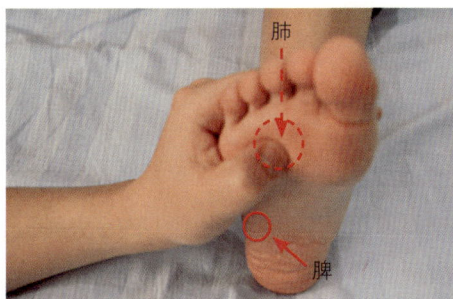

图8-27-2　按揉肺区

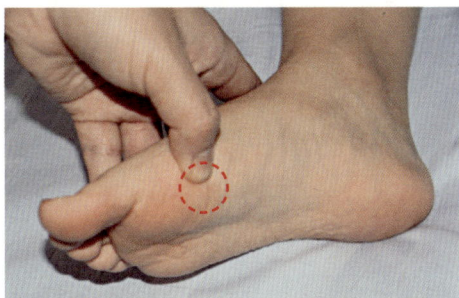

图8-27-3　按揉甲状腺区

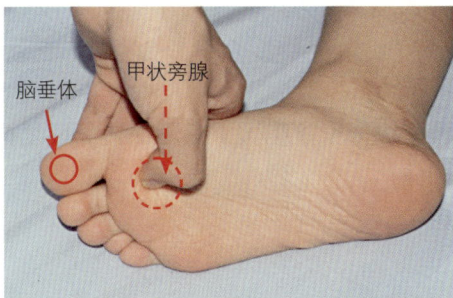

图8-27-4　按揉甲状旁腺区

足浴
暖身方

清热祛风汤

【主料】苦参10克，蛇床子10克，皂矾10克。

【用法】将苦参、蛇床子水煮后加皂矾溶化后热浴足。每日2次，1日1剂。

【功效】清热止痒。

生活调养

湿疹食疗

山药薏仁粥

取山药100克、薏苡仁50克，将食材放入锅中大火开锅，小火慢煮，喝汤食山药及薏苡仁。

日常按摩

以拇指指腹揉压三阴交穴，反复揉压2 ~ 3分钟。清热、健脾、除湿，养血润肤。

特别嘱托

（1）平时应当衣着宜宽松，以减少摩擦刺激。

（2）应避免过劳及精神紧张，避免辛、辣、腥、酸等食物。

（3）保持皮肤清洁，避免继发感染。

第二十八节　痔疮

痔疮包括内痔、外痔、混合痔，是肛门直肠底部及肛门黏膜的静脉丛发生曲张而形成的一个或多个柔软的静脉团的一种慢性疾病。通常当排便时持续用力，造成此处静脉内压力反复升高，静脉就会肿大。位于肛门里面黏膜的称为内痔，位于肛门口内侧附近称为外痔，二者都有的称为混合痔。无论内痔还是外痔，都可能发生血栓。在发生血栓时，痔中的血液凝结成块，从而引起疼痛。根据其发病特点可辨证为气滞血瘀型、湿热瘀滞型和脾虚气陷型。

身边故事

小李今年40岁，得痔疮也有5年了。平时坐办公室很少运动，经常大便中含有血丝，大便疼痛，如果再赶上便秘，那痔疮就更严重了，他也没少看大夫，但都效果一般，这件事每每困扰着小李，让他十分郁闷。

案情解析

此案例中的小李长期坐办公室，气血运行不畅，导致气滞血瘀，形成痔疮。中医学认为痔疮形成的根本原因是湿热和瘀血，这也是足部治疗要解决的根本问题，所以要祛湿热，行血瘀。足疗按摩中当以按揉肾、大肠和膀胱反射区为主。

健足指导

1 拇指按揉肾、膀胱、刮压输尿管反射区各3分钟，拇指揉压乙状结肠及直肠、肛门、直肠及肛门反射区共3分钟，轻推脾、下身淋巴腺、腹股沟反射区各3分钟（图8-28-1，图8-28-2，图8-28-3）。

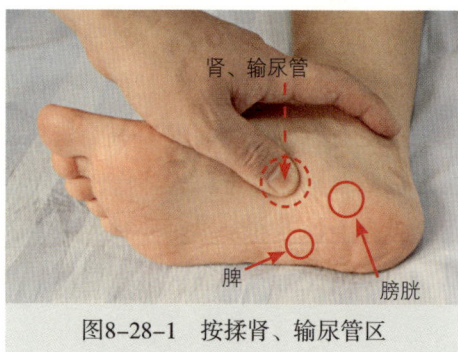

肾、输尿管
脾
膀胱

图8-28-1　按揉肾、输尿管区

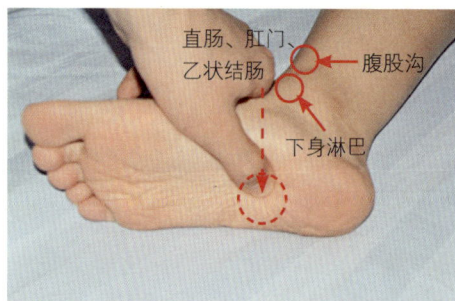

直肠、肛门、
乙状结肠
腹股沟
下身淋巴

图8-28-2　按揉直肠、肛门、乙状结肠反射区

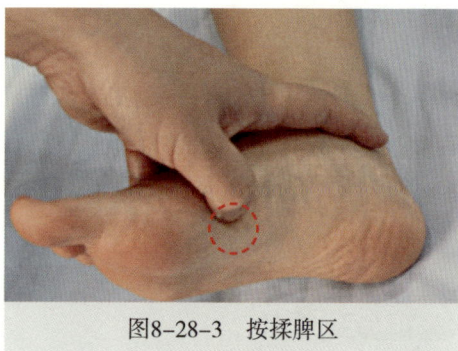

图8-28-3　按揉脾区

2 掐压足拇趾内侧趾甲根角1分钟，拇指按揉内踝前下方凹陷处1分钟，有酸痛感为宜。每日1～2次（图8-28-3）。

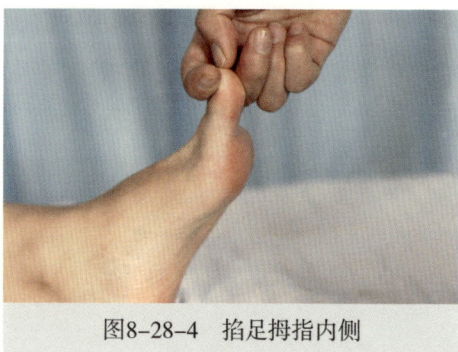

图8-28-4　掐足拇指内侧

【用法】苦参15克，野菊花、地肤子、地榆、石菖蒲、白芷、明矾各5克，放入熏蒸装置内，对患处进行熏蒸，每日1次。

【功效】清热凉血，解毒消肿。

生活调养

食疗

黑木耳饼

【主料】黑木耳5克，柿饼30克。

【功效】润燥通腑。

【适应证】此食疗方适用于大便秘结所导致的痔疮。

日常按摩

患者俯卧，双脚稍稍分开，用手指揉、按压长强穴，每次揉4分钟，双手交替按摩，每日2次，可改善痔疮带来的不适感。

特别嘱托

（1）饮食中必须有适量的纤维素，如五谷类、全面包等，这些纤维质食物可使坚硬的粪便软化，易于排出。

（2）每天要吃一定量的蔬菜与水果。

（3）进行适当的体力活动，加强体育锻炼，比如仰卧屈腿、深蹲起立、骑自行车等能加强腹部的运动。孕妇应该积极散步，做些轻度的家务来活动身体促进胃肠蠕动，有助于促进排便。

（4）晨起空腹饮一杯淡盐水或蜂蜜水，配合腹部按摩或转腰，让水在肠胃振动，加强通便作用。全天都应多饮凉开水以助润肠通便。

（5）纠正不规律排便时间的坏习惯，养成定时排便的习惯。

（6）保持心情舒畅，生活要有规律。

第二十九节　直肠脱垂

直肠脱垂，就是直肠相对它正常的位置下垂了。具体是指肛管、直肠，甚至乙状结肠下端向下移位。只有黏膜脱出为不完全脱垂；直肠全层脱出为完全脱垂。如脱出部分在肛管直肠内称为脱垂或内套叠；脱出肛门外称外脱垂。直肠脱垂常见于儿童及老年，对于儿童，直肠脱垂是一种自限性疾病，可在5岁前自愈，故以非手术治疗为主。成人完全性直肠脱垂较严重的，长期脱垂将致阴部神经损伤产生肛门失禁、溃疡、肛周感染、直肠出血，脱垂肠段水肿、狭窄及坏死的危险，应以手术治疗为主。中医学根据其发病特点可辨证为脾虚气陷型、肾气不固型和湿热下注型。

身边故事

王大妈今年60岁了，平时身体就很差，胃口不好，经常便秘，最近又发现直肠脱垂了，这可愁死王大妈了，难受不说，严重影响了她的日常生活，甚至都不敢咳嗽了，一咳嗽就会加重病情。

案情解析

此案例中的王大妈年老，气血衰弱，中气不足，导致直肠下垂。因大肠与肺相表里，脾为肺之母，肾开窍于二阴，其病位虽然在大肠，却与肺、脾、肾等脏器密切相关。足疗按摩中当以按揉大肠、肾和脾反射区为主。

健足指导

按摩妙法

拇指按揉肾、膀胱反射区，刮压输尿管各3分钟，拇指揉压乙状结肠及直肠、直肠及肛门反射区各4分钟，用拇指掐脾、下身淋巴腺反射区各1分钟（图8-29-1，图8-29-2，图8-29-3）。

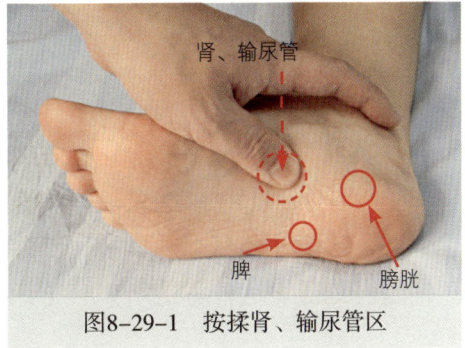

图8-29-1　按揉肾、输尿管区

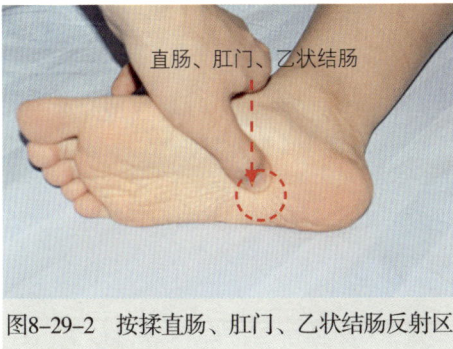

图8-29-2　按揉直肠、肛门、乙状结肠反射区

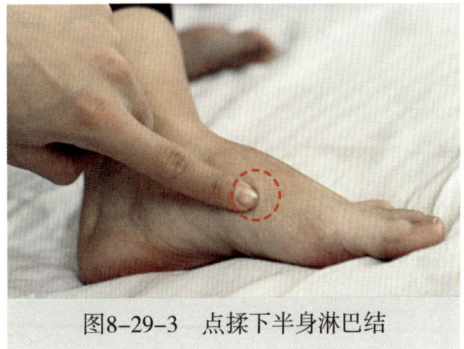

图8-29-3　点揉下半身淋巴结

足浴暖身方

茄根苦参水

【用法】茄根100克，苦参20克。清水煎煮取药液，与热水一同入盆足浴。每天1次，每次40分钟。

【功效】收敛除湿。

生活调养

食疗

鲫鱼黄芪汤

【主料】鲫鱼150~200克，黄芪15~20克，炒枳壳9克。

【功效】补中益气。

【适应证】此食疗方适用于中气下陷导致的直肠脱垂。

日常按摩

可以点揉患者百会、头维、气海、关元、肝俞、脾俞、胃俞、肾俞、长强、涌泉等穴，以提升中气。

特别嘱托

（1）积极治疗原发病，如晚期内痔、直肠息肉便秘、膀胱结石、慢性咳嗽等，以减少局部刺激及避免长期腹压增高。

（2）加强营养，加强锻炼，增强体质，对儿童、老人尤需注意。

（3）妇女产后应避免过早用力及增加腹压的动作。对产后便秘或尿潴留、咳嗽应早作处理，尤应避免多胎妊娠。

（4）饮食以清淡、富含营养为主，避免辛辣食物的摄入。

（5）树立战胜疾病的信心，坚持较长时期的综合治疗，不可急求速效，亦不可半途而废，放弃治疗。

第三十节　缺铁性贫血

当机体对铁的需求与供给失衡，导致体内贮存铁耗尽（ID），继之红细胞内铁缺乏（IDE），最终引起缺铁性贫血（IDA）。IDA是铁缺乏症（包括ID，IDE和IDA）的最终阶段，表现为缺铁引起的小细胞低色素性贫血及其他异常。IDA是最常见的贫血。其发病率在发展中国家、经济不发达地区及婴幼儿、育龄妇女明显增高。患铁缺乏症主要和下列因素相关：婴幼儿辅食添加不足、青少年偏食、妇女月经量过多/多次妊娠/哺乳及其他因素（如胃大部切除、慢性失血、慢性腹泻、萎缩性胃炎和钩虫感染等）等。

身边故事

陈女士家的孩子才2岁多，不爱吃饭，挑食厌食，特别对于肉类和蔬菜生厌，喜欢吃零食甜品，只喝牛奶，皮肤看起来有些苍白，而且身体抵抗力差，老是感冒，检查才知道是贫血。

案情解析

缺铁性贫血是体内贮存铁缺乏，影响血红素合成引起的贫血，是铁缺乏症的晚期表现。缺铁性贫血是贫血中最常见的类型，普遍存在于世界各地，发生于各年龄组，尤多见于育龄妇女及婴儿。钩虫病流行地区特别多见，程度也较重。临床表现为疲乏，烦躁，心悸，气短，头晕，头疼。儿童表现生长发育迟缓，注意力不集中。部分病人有厌食、胃灼热、胀气、恶心及便秘等胃肠道症状。少数严重病人可出现吞咽困难、口角炎和舌炎。

缺铁性贫血可发生于下列几种情况：铁的需要量增加而摄入不足，铁的吸收不良，失血等。

健足指导

按摩妙法

1 按揉肾、膀胱、输尿管反射区各3分钟，然后按揉胃、脾、肝、心反射区各4分钟（图8-30-1，图8-30-2）。

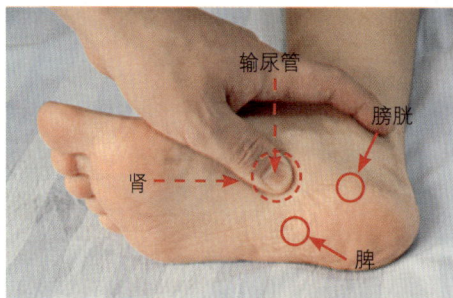
图8-30-1　按摩肾、输尿管区

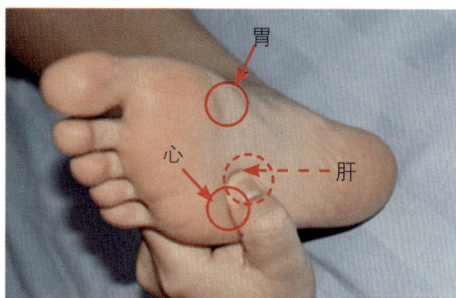
图8-30-2　按揉肝区

2 用拇指指腹重揉三阴交穴 3 ~ 5 分钟，以局部出现酸胀感为宜（图8-30-3）。

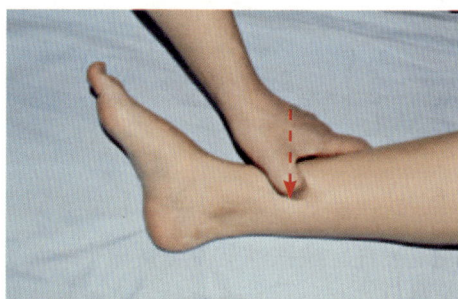
图8-30-3　按揉三阴交穴

足浴暖身方

生血汤

【用法】党参60克，制附片、吴茱萸各30克，天花粉20克，大枣10枚，煎煮取汁浴足，每次30分钟，每日1~2次。

【功效】养肝益肾。

生活调养

食疗

1 木耳红枣汤

黑木耳30克，大枣20枚。木耳、红枣泡发洗净，共放锅中加清水适量煮汤，汤成后加入少许红糖调味。每日1剂，吃枣喝汤。可补肾养血。

2 阿胶粥

阿胶30克，糯米100克。先将糯米煮粥，待粥成时放入捣碎的阿胶，边煮边搅匀，阿胶融化后调入红糖即可。每日1剂，分2次服用。养血补血。

3 桂圆鹌鹑蛋

桂圆肉12克，鹌鹑蛋4个，红糖15克。将鹌鹑蛋打碎，和桂圆肉、红糖放置碗中和匀，加水60～100毫升放在饭上蒸熟。每日早晨1次，可常食。补血和血。

日常按摩

按摩捏脊法

（1）首先由尾椎两旁开始，沿脊椎向上捏至大椎两旁，共捏脊10遍，然后分别在脾俞、肾俞及大肠穴揉压81次。

（2）以脐为中心，顺时针由小到大揉腹81次，后在双侧天枢穴揉压5分钟。手法要柔和、先轻后重，每次15～20分钟，每日1次。

特别嘱托

多吃富含铁质的食物，如红肉、家禽、鸡蛋、豆腐、干豆、叶片青菜等。